もう迷わない！

外科医 **けいゆう先生** が贈る
初期研修の知恵

山本健人
京都大学大学院医学研究科

CLINICAL
BASE
クリニカル・ベース・レジデント ①
RESIDENT

シリーズ監修のことば

　臨床研修が 2004 年に必修化されてから今年で 15 年が過ぎようとしています。これからも見直しが行われ、次第に成熟していくことは間違いありません。その間、1200 ほどの研修施設では、高い評価を受けるブランド施設からバラツキの大きい中小規模プログラムの施設まで、毎年 9000 人の研修医が二度と繰り返すことのない卒後 2 年間を過ごします。

　トップの施設で日常的に行われている医療が、どこで研修してもアクセスできるようにと思い、「研修マニュアル」を企画したのが 40 年前。調べてみたら北米には分厚いハードカバーの教科書とは別に、レジデント向けで白衣のポケットに押し込める "○○ mannual" というのがいっぱいあることを知りました。そこで、国内でも自分たちで編集しようと考えて随分作ってきました。今なら手元でファイルを作って、スマホでシェアすればいいような内容です。どの国でも卒業したての未熟な医師たちは、自分たちだけに分かる現場感覚のアンチョコが求められるということです。上級医は忙しくて「なかなか教えてもらえない」し、「時代が変わった」ので昔の話と比べても意味がない、のではありません。今も昔も一人前の医師になるための努力は同じなのです。

　チーム医療が進んで EBM とガイドラインによる診療レベルは格段に向上しています。しかし、初期 2 年間の駆け出しで未熟な医師たちの

ニーズはもしかしたらそんなに変わっていないのかもしれません。そのうえ身近に使えるツールが日々更新されていってあたかも十年一昔のように見えます。医師国家試験を通過し、最前線の知識で武装していても、臨床実感では仮免レベルの研修医。研修医にとって有用な技術、態度、知識を上手に紹介することは、一部の優れた書き手だからこそ実現できます。

　本シリーズはそんな執筆者に国内外の津々浦々からご登壇いただいたものです。この際、執筆者たちのキャリアはあまり関係ありません。むしろ臨床研修の現場感覚といったものが分かっていて、視覚化できるかどうかが大切です。そういう意味では、長く指導医として臨床研修にかかわってきた先輩の皆さんにも参考になることが多々あると確信します。

　研修医諸君にとって、本シリーズで学んだ知識が、医師としてかけがえのない財産になることは間違いありません。

みさと健和病院　救急総合診療研修顧問
箕輪　良行

はじめに

「外科志望なのですが、研修医のうちにやっておくべきことはありますか？」

「外科志望ではないのですが、外科ローテートでは何を学べばいいですか？」

「外科医ってキツいのですか？　プライベートはありますか？」

「論文を書くためには、何から勉強すればいいですか？」

「専門医資格を取得するには、いつからどんな準備をすればいいですか？」

　これらは、私が研修医の頃に多くの先輩に質問してきたことであり、かつ、私がこれまで後輩から質問され続けてきたことです。

　若手医師が勉強法やキャリアについて情報収集したいと思った時、アクセスできる情報ソースは意外に限られています。

　インターネットで検索したり、書店に行って本を探したりしても、自分に役立つ情報はなかなか見つけにくいものです。

　私は、こうした問題意識を常に持ってキャリアを歩む中で、できるだけ多くの後輩に自分の学んだことを伝えたい、と考え続けてきました。

　後輩に、自分と同じ苦労をさせてはいけません。

　先輩とは、後輩に自分の失敗を共有し、効率的な近道を提示できる唯一の存在です。

　そして今回、私は幸いにも、シービーアールの方々に出版のチャンスをいただき、この書籍を作るに至りました。

　ところが、私はこの書籍の原稿を書きながら、大きな不安に何度も押

しつぶされそうになりました。

　たかが卒後10年目の若造が、勉強法やキャリアについて偉そうに語ることは、果たして許されるのだろうか？
　外科医として経験豊富で長いキャリアを積んだベテラン医師に比べ、自分は有益な何かを本当に後輩に提供できるのだろうか？
　自分の尊敬する諸先輩方から「偉そうなやつだ」と思われはしないだろうか？
　私が歩んできた道は、そもそも後輩にとって参考になるものなのだろうか？

　さまざまな疑問が去来し、そのたび、キーボードを打つ手が止まりました。
　しかし、ある時ふと、とあるベテランの先生から言われた言葉を思い出しました。

　今は僕らの時代とは全く違う。僕らが言う『昔はこうだった』はあまり参考にならないかもしれない−。

　確かに、医療は年を追うごとに細かく専門分化し、臨床現場における外科医の役割は形を変え、キャリアの歩み方も変わってきています。
　後輩にとっては、「少しだけ学年が上の先輩」というのは、実は一つの「重要な参照元」となりうるのではないか？
　そう思ったのです。
　少しだけ先を歩く先輩の声だからこそ、現実味を持って響くはず。
　そう信じることで、原稿を仕上げることができました。
　確かにここに書いたのは、一介の若手外科医の私見に過ぎないでしょう。

しかし私はこの書籍に、これまで自分が医師として、外科医として、毎日頭をひねって考えてきたことの全てを書きました。

　読んでいただければ、「今すぐにでも実践したい」と思うことがきっとたくさんあると思います。

　もしそう思ったら、この本を閉じた瞬間から、動き始めてください。

　あなたのこれからの人生で、今日が一番若い日です。

2019 年 7 月

山本健人

目 次

クリニアル・ベース・レジデント（CBR)

「もう迷わない！
　外科医けいゆう先生が贈る
　　　　　初期研修の知恵」

シリーズ監修のことば ……………………………… 箕輪良行　003
はじめに ………………………………………………………………… 005

第1章　それでも外科医はおもしろい

1-1．辛かった研修医時代
外科医を目指したはずなのに、、？ …………………………… 016
大変なのは手術だけではない ……………………………………… 020

1-2．外科が楽しい五つの理由
技術の向上が分かりやすい ………………………………………… 023
パフォーマンスを客観的に評価できる ………………………… 024
患者から感謝される ………………………………………………… 026
後輩から頼りにされる ……………………………………………… 028
緊急手術で出会う患者とのふれあい …………………………… 029
コラム 「お礼の手紙」 ……………………………………………… 031

1-3．外科は本当に 3K なのか？

外科は「きつい」のか？ ⋯⋯⋯⋯⋯⋯⋯⋯⋯⋯⋯⋯⋯⋯⋯ 035

外科医は「厳しい」のか？ ⋯⋯⋯⋯⋯⋯⋯⋯⋯⋯⋯⋯⋯⋯ 041

外科は「汚い」のか？ ⋯⋯⋯⋯⋯⋯⋯⋯⋯⋯⋯⋯⋯⋯⋯⋯ 042

外科は「危険」なのか？ ⋯⋯⋯⋯⋯⋯⋯⋯⋯⋯⋯⋯⋯⋯⋯ 043

外科医の辛さとは？ ⋯⋯⋯⋯⋯⋯⋯⋯⋯⋯⋯⋯⋯⋯⋯⋯⋯ 045

コラム「エホバの証人の手術はなぜ特別？」⋯⋯⋯⋯⋯ 048

第2章 外科医はどんな仕事をしているか？

2-1．1日の流れ（手術日）

手術日の仕事（定例手術編）⋯⋯⋯⋯⋯⋯⋯⋯⋯⋯⋯⋯⋯ 052

コラム「手術中の不思議な掛け声」⋯⋯⋯⋯⋯⋯⋯⋯⋯ 058

手術日の仕事（緊急手術編）⋯⋯⋯⋯⋯⋯⋯⋯⋯⋯⋯⋯⋯ 059

2-2．手術にかかわる他の仕事

標本整理 ⋯⋯⋯⋯⋯⋯⋯⋯⋯⋯⋯⋯⋯⋯⋯⋯⋯⋯⋯⋯⋯ 065

オペレコの作成 ⋯⋯⋯⋯⋯⋯⋯⋯⋯⋯⋯⋯⋯⋯⋯⋯⋯⋯ 068

コラム「オペレコにおすすめのグッズ」⋯⋯⋯⋯⋯⋯⋯ 071

2-3．1日の流れ（外来日）

①新患 ⋯⋯⋯⋯⋯⋯⋯⋯⋯⋯⋯⋯⋯⋯⋯⋯⋯⋯⋯⋯⋯⋯ 075

②定期フォロー中の患者 ⋯⋯⋯⋯⋯⋯⋯⋯⋯⋯⋯⋯⋯⋯⋯ 076

③他科からの紹介患者 ⋯⋯⋯⋯⋯⋯⋯⋯⋯⋯⋯⋯⋯⋯⋯⋯ 078

コラム「執刀医という言葉には誤解が多い」⋯⋯⋯⋯⋯ 079

2-4. 外科医のトレーニングとは？

手を動かす練習 083
コラム 「外科医は両利きの方がいい？」 087
手術動画から学ぶ 088
学会・研究会への参加 091
コラム 「研修医がよく間違える外科関連の用語」 095

2-5. 学会発表

外科医が行う学会発表 099
学会発表の種類は？ 100
学会への応募の仕方 104
抄録の準備の仕方 105
国際学会の心得 106
学会にかかる費用 108
コラム 「マイラーになっておこう！」 109

2-6. 論文執筆

「論文より手術」は本当？ 112
論文執筆にはお金も時間もかかる 113
医師が論文を書く理由 114
和文と英文はどちらがいい？ 115
論文が出版されるまで 116
論文の書き方 117
論文執筆の準備は学会発表 117
学会用の抄録が abstract に 121
英語で文章を書く時のコツ 123
どの雑誌に出すかを考える 124

コラム 「指導医からいただいた名言」 126

2-7．専門医資格の取得

外科医が持つ専門医資格とは？ 129

専門医資格はどのようにして取得するのか？ 130

専門医資格取得のために早めに準備すべき理由 135

効率的に専門医取得 137

専門医資格の意義とは？ 139

コラム 「私が実践する分かりやすい話し方」 141

2-8．自分の業績を記録しよう

経験手術数 146

論文数 147

学会発表 149

グラント 150

受賞歴 151

コラム 「国際学会での大事件」 153

第3章　外科研修医の心得

3-1．外科ローテートでは何を学ぶべきか？

座学で学ぶべきこと 158

手術中に学ぶべきこと 163

手術中の心の持ちよう 165

外科志望でない人が学ぶべき視点 166

病棟で学ぶべきこと ……………………………………… 168

カンファレンスで学ぶべきこと ……………………… 170

コラム 「外科病棟でよく出合う、研修医の間違い例」……… 173

3-2. 外科は他の科とどうかかわっているか

病理診断科 ……………………………………………… 178

放射線診断科 …………………………………………… 179

麻酔科 …………………………………………………… 180

集中治療科 ……………………………………………… 181

消化器内科 ……………………………………………… 182

腫瘍内科 ………………………………………………… 183

外科医へのコンサルトの仕方 ………………………… 183

理想的なコンサルト …………………………………… 184

術後合併症に関するコンサルト ……………………… 189

手術適応に関するコンサルト ………………………… 190

コラム 「研修医ノートのすすめ」……………………… 192

3-3. 患者に対する接し方

タメ口は禁止 …………………………………………… 194

自科の上司は「呼び捨て」…………………………… 195

身だしなみを整える …………………………………… 196

時間は守る ……………………………………………… 197

チームの総意であることを伝える …………………… 198

予後を聞かれたら要注意 ……………………………… 200

分からないことは分からないと言う ………………… 201

説明は上級医に倣って ………………………………… 202

必要な場合は看護師に同席を頼む …………………… 203

急変時の説明は慌てずに ················ 204

コラム 「外国人の診療で苦労すること」 ···· 204

3-4. コメディカルとのかかわり方

理学療法士（PT）················ 208

管理栄養士 ···················· 209

薬剤師 ······················ 210

言語聴覚士（ST）················ 211

医療ソーシャルワーカー（ケースワーカー）··· 212

皮膚・排泄ケア認定看護師（WOCナース）···· 213

3-5. 看護師とのかかわり方

看護師から経過について質問を受けたら？ ··· 215

看護師に治療や検査の提案をされたら？ ···· 216

大事な説明を看護師に丸投げしてはいけない ··· 217

話しかけやすい存在であることを心がける ··· 218

コラム 「研修医が情報収集するには？」 ···· 219

第4章　外科医としてのキャリア

4-1. 手術以外の強みを

学術活動に力を入れる ·············· 225

外科学以外にも興味を持つ ··········· 226

基礎医学に触れる ················ 228

結びに代えて ··················· 229

※本文中で紹介した症例は守秘義務の観点から内容を一部改変しております

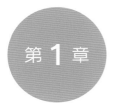

第1章 それでも外科医はおもしろい

　研修医の先生にアンケートをとると、たいてい外科は不人気です。
　研修医の立場でローテートしても、させてもらえることは少ないし、おもしろみもない。
　何を勉強すればよいのかもわからない。
　邪魔もの扱いされているようで、無力感を抱く日々。
　研修医に外科の人気がないのも頷けます。
　ところが、外科医になって思うのは「こんなに楽しい仕事は他にない」ということ。
　なぜでしょうか？
　外科医という仕事の醍醐味とは何でしょうか？

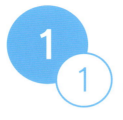

辛かった研修医時代

外科医を目指したはずなのに、、？

　ポリクリを終えた6年生の夏、私は外科志望を心に決めました。
　そして手術症例数が豊富で、若手外科医として修練を積みやすいと思われる病院を臨床研修先に選びました。
　ところが、臨床研修医としてさまざまな科をローテートする間で、最も楽しくなかったのは実は外科（消化器外科）でした。外科をローテートする1カ月間は、「早く外科ローテを終えて内科をローテしたい」と思っていたのです。なぜ当時、そうした感情を抱いたのか。理由はいくつかあります。

　まず、とにかく手術に入るのが辛くて仕方がありませんでした。手術の前にどれだけ手術書を読み込んでも、手術の流れがさっぱり理解できないのです。十分勉強したはずなのに、手術中に指導医から容赦なく飛んでくる質問にことごとく答えられません。
　「この血管は何？」
　「この神経の名前は？」
　患者の体内にある実物は、手術書で見たスケッチとは何もかもが違います。形も色も大きさも、全てが違う。正確に答えられるはずがない、と悩み苦しんでいました。
　加えて、手術器具の名前も分かりません。教科書で事前に知識を蓄え

ても、手術中に出てくる道具は、どうも形状が微妙に違います。その上、毎回聞いたことのない器具名が次々と登場する。そうなると、第二助手や第三助手として手術に入っても完全な指示待ちです。何をすればよいのか分からないのですから、当然のことです。

めでたく医師免許を取得し、曲がりなりにも「医師」と呼ばれる存在になったはずなのに、やっていることはポリクリ学生と変わりません。清潔で手術に入っていても、自分は何の役にも立っておらず、ほとんど見学しているのと同じでした。

それどころか、肩や腕が執刀医の先生に当たって「邪魔」と言われることもしばしばです。むろん、「邪魔」とはまさしく研修医の私を表す最も適切な形容には違いなく、自覚も大いにあります。そして、こちらとしても邪魔をしたい意図は全くないので、少し離れた位置で見学しようとするわけです。

すると今度は、

「おい、そこからだと見えないだろ。もっと近づいて見なさい！」

と叱られ、ひどく肩身の狭い思いをする、という悪循環に陥ります。

さらに追い討ちをかけるのが、近い年齢の先輩医師の存在です。

自分より二つか三つ程度学年が上の、それほど医師としての経験年数が変わらないはずの先輩医師が、上級医と「阿吽の呼吸」でテキパキと手術を進めていくのです。解剖は全て把握しているように見えるし、手の動きにあまり迷いもない。

一体どういうことだ？

やはり私の単なる勉強不足なのか？

私は自分の無力さに打ちひしがれていました。

そんな私の落胆をよそに、手術中は指導医から私に厳しい怒号が飛び

ます。

「もっと鉤を引け！」

「カメラ、回ってるぞ！」

「動くな！！」

必死で指示に従おうとするのですが、それもままなりません。そもそも、手術の流れが理解できていないため、指示されていることの意図がどうにも理解できないのです。

言われた通り鉤を思い切って引くと「引き過ぎ！」と叱られるし、カメラはどちらに回っているのか、どちらの方向に向けるべきなのかがさっぱり分かりません。

自分は1ミリたりとも動いていないつもりなのに、「動くな」と叱られる。

とにかく、「何が正解か」がさっぱり分かりません。

おまけにオペ室看護師も、「邪魔」な研修医には冷たいものです。

少しでも油断しようものなら、

「先生、不潔です。手洗いしてきてください」

と叱られます。

開腹手術で第三助手の位置に立つと、必ず器械出しの動線を遮る形で自分が立つことになってしまいます。

「あぁ…自分、邪魔だろうな」

と思いながら、何とか邪魔にならないよう半身で耐えることもしばしば。

看護師はマスクとキャップで顔の半分以上が隠れていて、感情が読みにくいのですが、全身から醸し出す雰囲気からして、自分が彼女（彼）を怒らせているのは間違いなさそうです。なかなかのストレスです。

こちらも、わずかに露出している目で申し訳ない表情を作りながら、

第1章　それでも外科医はおもしろい

早く手術が終わらないかと願うことになります。

　外科医はそもそも、研修医にとっては少し近寄りがたい存在でした。他の科の医師とは違い、何となく距離が取りづらいのです。
　例えば、術前に手術書を読み込んでも解剖があまり理解できない私は、手術に入っている間だけでも効率よく勉強しなければと思い、
　「先生、この血管は何ですか？」
　と先輩医師に思い切って問うのですが、
　「そうだなぁ、後で手術書を見直して勉強してごらん」
　と、かわされてしまう。
　「先生が研修医の頃は手術の流れ、理解されていましたか？」
　と尋ねても、
　「うーん、どうだったかな、忘れちゃったな」
　となってしまう。
　もちろん悪い人たちではないのですが、どうも外科医は後輩に対して近い距離で親切に教えてくれる、という感じではありません。

　もちろん内科系の科をローテートした時も、研修医として無力感を感じることは何度もありました。しかし、勉強すれば何とか日々の診療についていくことはできましたし、上級医からの質問に答えることも、ある程度はできました。
　分からないことに出合っても、あとで教科書を見直せば、きっちりフィードバックができました。
　そして内科の先輩医師に疑問点を問うた時の答え方もたいてい親切で、ヒントを出すなり、考え方を教えるなりしてくれます。それだけでなく、「1を聞いたら10教えてくれる」というくらい、私の質問から派生してさまざまな知識も授けてくれるほど、面倒見のよい先輩もいまし

19

た。

　最新の論文を読んで勉強すれば、日々の診療にその知識を生かすことができ、それだけで先輩たちに褒めてもらうこともできました。自分の能力の向上を感じながら、充実した研修を受けることができたのです。

　どうも、外科ローテートは内科ローテートとは随分と勝手が違うようでした。

大変なのは手術だけではない

　術後管理も、とにかく大変でした。

　担当医として患者にかかわるのですが、周術期管理が、教科書に載っているやり方とは随分違います。抗菌薬の使い方、栄養管理、ドレーン管理…。外科の教科書で事前に勉強していても、なかなか理解できません。どうやら患者の病態や術式、手術中の所見によって、患者ごとに別のルールが適用されているようです。内科ローテートの時は、自分で点滴の指示を変えたり、抗菌薬を開始したりと、自分が診療の歯車の一つになっていることを実感できたのですが、外科では、周術期の指示出しに指一本触れることができません。

　さらに恐ろしいことに、患者や患者家族は、研修医であろうと担当医の一人と見なしているため、私は次々と難しい質問を受けることになります。

　術式や術後経過について、十分に理解できずに治療に参加している私に、

　「先生、術後は順調でしょうか？」

　「手術では、○○を切除したのでしょうか？」

　「この管の液の色が赤っぽいのですが、大丈夫でしょうか？」

　と質問を投げかけてきます。

第1章　それでも外科医はおもしろい

　むろん患者にとっては、私は執刀医と同じく手術に参加したメンバーなのですから、当然のなりゆきです。

　しかし、私は上手く答えることができません。安易に「順調だ」などと答えてしまうのも禁物です。もしかすると先輩医師たちが、術後の熱型や血液検査の数値の微妙な変動を見て合併症の気配を感じ取っているかもしれないからです。私が切除したと思っている部分が、実際に解剖学的に正しいかどうかの自信もありません。

　もし患者に対する私の説明に誤りがあれば、先輩医師からの説明との間に矛盾が生じてしまい、患者を混乱させてしまうかもしれない。

　そもそもドレーン排液の色など、何が正常なのか見慣れるまでは判断が非常に難しいものです。もちろん教科書で一通り勉強はしているのですが、患者によって色調は微妙に違うし、それに対する解釈も、術後経過によって大きく変わってきます。

　教科書に載っている写真とは微妙に違い、「何となく赤いのではないか？」と思って先輩に相談すると、「普通はあんなもんだよ」と返ってくることもあります。

　おまけに先輩からは、

「ドレーン抜いておいてくれる？」

「ドレーン、陰圧かけといてくれるかな」

「抜糸、お願いね」

　などと、やったことのない処置を、いとも簡単なことのように指示されます。

　あろうことか、「抗生剤、何でもいいよ、適当に出しといてくれる？」というものまであります。

　真面目な人ほど、パニック状態になってしまうでしょう。

　さて、冒頭からひたすらネガティブなことばかりを書いてきました

21

が、きっと同じような不安を抱いた経験のある研修医は多いのではないかと思います。私が研修医の時には、外科の世界が高い壁の向こうにあるように感じました。強く外科を志望していた私ですら、なかなかなじめなかったのです。

　しかし、それでもなお、外科医を目指す気持ちは全く変わりませんでした。

　なぜでしょうか？

　何より、**先輩医師たちがあんなに楽しそうに仕事をしている科は、他になかった**からです。

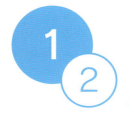

外科が楽しい五つの理由

　外科医たちは毎日立ちっぱなし、飲まず食わずで手術をし、術後も標本整理や術後管理をやり、おまけに夜中は緊急手術で呼び出され、「いつ寝ているのか？」と思うくらい激務の日々を送っているのにもかかわらず、仕事が楽しくて仕方がないように見えました。

　彼らの表情を見て、きっと将来、研修医の自分には分からない楽しみが待っているのだと、信じることができたのです。

　そして私は外科医となり、彼らがあれほど忙しくても、仕事を楽しんでいた理由を簡単に挙げることができるようになりました。

技術の向上が分かりやすい

　外科は、スポーツや音楽などと同じで、**技術の向上が目に見えやすい**という長所があります。先週できなかったことが、明らかに今日はできる、という喜びがあります。

　例えば私たちは、内視鏡手術トレーニング用のドライラボを使って、必死で縫合結紮の練習をします。ところが、手術中にチャンスが回ってくると、ドライラボでやったのとは違う緊張感の中で練習のように上手くいかないことを思い知ります。またドライラボでトレーニングの繰り返し。そして徐々に、上達が目に見えて感じられるようになってきます。

　半年前の自分の手術ビデオを見直して、「自分は本当に上手くなったなぁ」と実感し、それまでの努力を振り返って目の前が滲むこともあります。

どんどん腕が上がっていく喜びを、いつも感じることができるのです。

一方で、上達するその先にある頂は、遥か遠くにあって容易には見通せません。

一生かかっても、おそらく頂上まで登り切ることが難しいと思われる高い山に挑む楽しさは、筆舌に尽くし難いものです。

同じ手術でも、病変の部位、病気の進行度、患者の体型、既往歴、さまざまな背景によって手術の難易度は大きく異なります。

ビギナーでは手も足も出ない手術を、先輩医師がさらりとやってのける姿を見れば、「いつかこんなふうになりたい！」と強く思います。

そして、これが努力へのモチベーションになります。

こんなふうに長くモチベーションを維持することができるのが、外科という世界の魅力であると私は思います。

パフォーマンスを客観的に評価できる

手術のパフォーマンスは、他者から客観的に評価してもらうことができます。

自分の中では上手くやれた、上達した、と思っていても、指導医や他の外科医から多くの改善点を指摘され、落胆することはしばしばあります。

手術中はどうしても視野が狭くなり、見ているようで見えていない部分や、気づけないエラーが多いからです。もちろん、こういう状況であっても、指導医のリカバリーによって手術のクオリティは維持され、患者に不利益を与える手術になることはありません。しかし、他者からの客観的な評価によって、**自分の技術的なパフォーマンスを自省的に振り返ることができる**のが外科の魅力でもあるのです。

むろん内科領域でも、治療後に経過を客観的に振り返ることは大切

第1章　それでも外科医はおもしろい

で、それが医療の質の向上に繋がるのは間違いありません。

しかし、その質の評価のパラメーターは非常に多いでしょう。

医師の診察技術や使用した薬剤の種類、タイミング、患者の病態の変化など、結果はさまざまな要因に左右され、シンプルな評価が難しいのが一般的です。

もちろん、内科医にとってはこの複雑な系が魅力的なのであり、複数の医師で膝を突き合わせてディスカッションする楽しみもあるのだと思います。

しかし何といっても、手術という技術のクオリティそのものでアウトカムが変わりうる、という世界ほど、シンプルかつシビアなものはありません。

私は自分が執刀した手術の後は、指導医から指摘された反省点をノートに書き出して、次の手術に生かすようにします。

また、必要ならその場で同じ術式の過去の手術動画を閲覧し、比較検討することもあります。もちろん、執刀医が上級医で、自分が助手として入った手術でも同じことを行います。

教育的な動画の中には、何度も見直し、冒頭の数秒を見ればいつのどの手術か分かるくらい映像を完全に暗記してしまったものもあります。

余談ですが、私は大学時代水泳部に所属し、水泳に打ち込んでいました。部活の練習にほぼ毎日参加していたのに加え、近隣のスイミングスクールの成人向けコースに加入し、さらにスポーツジムにも入会し、熱心にトレーニングに励んでいた時期もありました。厳しい筋トレにも励み、プロテインはどれほどの量か分からないくらい摂取しました。

そうしたトレーニングの中で、技術が最も上達するきっかけとなったのは、部員同士で割り勘して買った水中カメラで自分の泳いでいる姿を撮影し、それを部員みんなで見直したことでした。自分では綺麗なフォームで心地よく泳いでいるつもりだったのに、動画で自分の泳ぐ姿

25

を水中から見て、その「下手さ」に愕然としたのです。あまりに失望すると共に、「これじゃ速くなれるわけがない」と焦燥感に苛まれました。

その動画を見て、部員たちと客観的な視点でディスカッションしながらフォームを再調整する、という作業を繰り返すことで、徐々にフォームが改善し、スピードアップに繋がりました。

こうした経験から私は、手術とスポーツは非常に似ていると感じています。

スポーツの技術の向上は、パフォーマンスの客観的な評価によって実現するのは間違いなく、手術の技術も同じ感覚で捉えることが可能だと考えるからです。

患者から感謝される

私は医師になってから、腱板断裂が原因で肩の大きな手術を受けたことがあります。トレーニング中の名誉の怪我、と言いたいところなのですが、実はそうではありません。

当時2歳の息子を抱いて走っていたところ、足元が見えずにつまずき、息子を守るために右肩から地面に落ちるような姿勢で転倒。右肩の前面を強打したことが原因でした。直後は痛みが強かったものの、生活に支障が出るほどではなかったため、しばらくの間放置していました。

ところが、痛みが軽減する気配が全くなく、ようやく整形外科を受診したのは、受傷から1年後でした。精密検査の結果、腱板は2箇所で断裂し、さらに上腕二頭筋の長頭筋腱もひどく損傷していました。この状態で普通に勤務していたことを、主治医の整形外科医に驚かれるほどだったのです。

全身麻酔で関節鏡手術を受けたのですが、やはり関節内の損傷は重度で、当初の予定より手術時間は長くかかり、結局終わったのはその日の

夜中でした。

　そして、入院は術後3週間近くに及びました。

　今振り返っても辛い記憶です。

　しかし、この入院で初めて私は「患者」を体験し、得たものは非常に多くありました。

　まず手術の前は、言いようのない恐怖を感じました。

　普段から外科医として全身麻酔手術を数え切れないほどやってきたにもかかわらず、いざ自分が受けるとなると、不思議なほど落ち着かなかったのです。

　そして、術後の経過も不安で仕方がありません。

　痛みが強い

　腫れがひどい

　固定していたはずの肩を思わず動かしてしまった、大丈夫だろうか？

　毎日のようにそんな不安と戦っていました。

　私にとって整形外科領域は全くの専門外であるため、経過が順調なのかどうか、自分では正確に判断することができません。

　そんな不安を抱えながら、毎日のように担当医がベッドに覗きに来てくれるのを心待ちにしていました。そして、やってきた医師が私の肩を診察し、「大丈夫」「順調です」と言ってくれることほど嬉しいことはありませんでした。

　自分が全身麻酔をかけられて眠っている間に、夜中まで手術をしてくれた執刀医の先生。

　感謝してもしきれないほど、深い感謝の気持ちがわきました。

　同時に私は、手術を受けた患者にとって手術してくれた外科医がいかに大きな存在かを知りました。

　もちろん患者にとっては、内科医であろうと外科医であろうと、感謝

するには違いないでしょう。しかし、自分の体の表面に残った傷を見て、外科医が自分に施してくれた治療に思いを馳せ、感謝と尊敬の念に浸る独特の感覚は、外科手術を受けたものにしか分からないだろうと思います。

そして、**患者の心からの「ありがとう」を全身で受けとめることができることこそ、外科医の喜びだ**と思うのです。

後輩から頼りにされる

私が卒後4年目の頃、内科医の同期からこんな話を聞きました。

「今年の研修医に優秀な先生がいる。最新の論文を読み込んで、僕の意見に反論してくるんだよ」

全く批判的なトーンではなく、どちらかというと「俺もちゃんと勉強しないと知識量で抜かれちゃうよ」という「やれやれ」なトーンです。

しかしその時、私は思ったのです。内科医は本当に大変だと。

もちろん、研修医の付け焼き刃の知識に、ベテラン医師が対抗できないわけがないでしょう。ところが当の研修医は、「教科書や論文で知識をひたすら蓄えて、先輩を超えてやろう！」と思っているかもしれません。

そして、実際先輩医師でも最新の情報へのキャッチアップが遅れると、もしかすると後輩医師に知識量で逆転されてしまうかもしれない。

そう思うと、なかなかにプレッシャーの大きな仕事なのではないか、そう感じたのです。

幸い、外科においてこういう心配はあまりありません。

確かに外科でも最新の文献を読み、情報をキャッチアップすることは非常に大切です。しかし、少なくとも私の同期のように、研修医やビギナーに対して気後れする心配はありません。圧倒的な技術の差は、実戦

の現場で修練を積まない限り決して埋まることはないからです。

　若手外科医にとって、上級医は遠い存在です。何例もの修羅場をくぐった百戦錬磨のベテラン外科医に対して、短期間の間に技術で上回ることは、全くもって不可能です。

　一方、先輩医師にとってみれば、こうした点で「後輩からいつも頼りにしてもらえる」という喜びを感じることができるメリットがあります。

　後輩医師が手術中に出血させ、思わず手が止まってしまう。

　このままでは患者の命が危うい。

　そんな時、先輩が赤子の手をひねるようにあっさり問題を解決する。

　技術の差とは、これほどまでに大きいものです。

　そして、先輩医師の立場では、後輩に技術を教えるという指導は楽しく充実感があります。

　知識を背景とした指導であれば、後輩から「先生、それは私も勉強したので知っています」と言われてしまうかもしれません。しかし、技術の指導であれば話は別です。

　目の前で、自分より技術が未熟な部分があると分かった後輩に、丁寧に教えてあげる。

　徐々に後輩が成長していき、さらにステップアップした技術を指導する。

　こうした職人的な楽しみは、「外科ならでは」の魅力だと言えます。

緊急手術で出会う患者とのふれあい

　研修医が志望科を悩む時に外科を敬遠する理由の一つに「緊急手術が多いこと」があります。

　突然の呼び出しや、予定外の緊急手術は外科医につきものであり、実

際多くの研修医がこれを外科のネガティブな側面と捉えています。

　しかし、ここで私は緊急手術には大いにポジティブな側面もあることを強調したいのです。

　事実、私は緊急手術が好きです。

　なぜでしょうか？

　まず、緊急手術と定例手術の大きな違いの一つに、「初対面の時の患者の様子の違い」があります。

　定例手術なら、患者と初回の外来で初めて会い、その後何回かに渡って通院し、手術の説明、術前検査などをゆっくり受けてもらい、手術の準備をすることになります。

　「手術適応」であるため、患者はそれなりに元気で体力もあるし、仕事や家事など日常生活を営みながら手術の日を迎えるのが一般的です。

　呼吸状態や循環動態がすでに悪い人が、定例手術の適応になることは普通ないからです。

　ところが緊急手術では、救急外来などで、突然手術が必要な病態だと判断されることになります。

　患者の状態はたいてい良くはありません。緊急で手術が必要な病態なのですから、ある意味当然のことです。

　したがって、初めて患者に出会う時は、痛みや辛さで苦しむ表情を見ることが多いものです。

　自宅で何らかの症状が起こり、たまらず受診という経過だけに、部屋着やパジャマで受診、ということもあります。

　当然ながら、身なりに気を遣っている余裕などありません。

　顔をしかめ、辛いので会話もできるだけしたくない、というような様子です。

　こういう患者に対して外科医として緊急手術を行い、この辛い症状から解放できると、術後は徐々に普段の彼・彼女の姿に近づいていく様子

が手に取るように分かります。

「この人はこんな素敵な笑顔で笑うのか」

「この人はこんなに気さくで話しやすい性格の人なのか」

次々とその人が、私が知らなかった「いつもの姿」を取り戻していくのです。自分の手術によって、このように患者の姿が変わっていく様子を見ることは、外科医にとって最高の喜びです。

そして無事退院し、1週間程度のちにその患者が診察室に入ってくる、その時の感動はさらにひとしおで、筆舌に尽くし難いものです。

髪型や身なりは整い、まさに「よそゆき」の格好をしています。

「この人は普段、こんなふうに生活している人だったのか」

と思う時は、まさに「外科医をやっていて良かった」と思う瞬間なのです。

私が「緊急手術が好きだ」と思う理由はここにあります。

以上のように、かつて先輩外科医たちが楽しそうに仕事をしていた理由は、自分が外科医になって初めて分かりました。

次は私がこの楽しさを早い段階から後輩たちに伝えたい、と強く感じているのです。

コラム

「お礼の手紙」

われわれ医師は、ありがたいことに患者からお礼の手紙をもらうことがよくあります。

私は研修医の頃からその全てをファイルに大切にしまっていて、時々見返しています。便箋何枚にも渡る手紙をもらうこともあれば、旅行先から絵葉書を送ってくれる人もいます。

その中で、小さな細長い便箋に、細いボールペン字で「手術ありがとうございました」と一言だけ書かれてある手紙があります。

私の忘れられない出会いです。

その手紙の主は、私が胃癌の手術を担当した高齢の男性でした。真面目で落ち着いた物腰の方で、あまり感情を表に出さない寡黙な方でした。

癌はかなり進行していましたが、胃を切除する手術をすることで、病巣をなんとか取り切ることができました。高齢のため体力の回復に時間がかかり、入院が少し長引いたのですが、辛い表情一つ見せず気丈に振舞っていました。むしろ私の方が心配されていて、病室を訪問するたびに「先生疲れていませんか？」と気遣ってくれました。

ある日、手術が終わったあと病室を覗くと、彼は、

「お疲れでしょう。これで元気をつけてくださいよ」

と言って、コンビニの袋に入ったコーヒー牛乳とヨーグルトを私に手渡しました。自分のために買った物のようだったので固辞したのですが、彼はどうしても譲らず、根負けしてもらってしまいました。

その後無事退院し、彼は私の外来に通うことになりました。しかしその半年後、肝臓に腫瘍が見つかりました。

胃癌の再発でした。

抗がん剤を始めましたが、高齢であったこともあり、標準的な量では副作用が強く出ました。点滴をした日は食欲がなく、外を出歩くことが難しいとの訴えがあったので、量を少なくして再開することを提案しました。しかし、彼は頑なに断りました。

「毎朝、近くの喫茶店に行ってコーヒーを一杯飲みながら、近所の人とおしゃべりをするのが何よりの楽しみで、それができなくなるくらいなら治療はしたくない」

と言うのです。私はそれを聞いて、治療をしないのも一つの選択だと気付きました。

第1章　それでも外科医はおもしろい

　彼の希望するように、積極的な治療はせず、自然な形で癌と付き合うことに決めたのです。

　彼は月に1回、妻と二人で私の外来に通いました。

　毎回、

　「先生の顔を見ると安心します。楽しくやっています」

　と元気な顔を見せてくれましたが、徐々に体重は減り、体力は落ちてきているようでした。

　3カ月ほどたったある日、私に辞令が出ました。年度末に別の病院へ転勤することが決まったのです。担当患者に外来でそのことを伝えると、非常に驚かれ、ありがたいことに、残念がってくれる方ばかりでした。

　しかし彼は、異動を伝えると驚いた様子もなく、

　「栄転ですね。応援しています」

　と一言だけ言ってくれました。

　彼の病気は徐々に進行していましたが、日常生活に支障が出るほどではありませんでした。

　私は彼に、

　「どこかで必ず、急に体の調子が悪くなり、今の病気で寿命を迎える日が来る。その準備を今のうちにしておきましょう」

　と言って、在宅医療の準備を整えました。彼は落ち込んだ様子もなく、常に前向きでした。そして私の最後の勤務の日、彼はいつものように落ち着いた様子で診察室に現れました。

　しばらく雑談したのち、「では、これで」と私が話を切り上げようとした時、彼が「寂しくなります」と一言だけ言いました。

　私が、

　「いい先生が代わりに来ますから、大丈夫ですよ」

　と勇気づけると、彼は、

33

「先生じゃないと意味がない」

と言って、突然目の前で泣き崩れました。

私は予想もしないことだったので、何と声をかければよいか分からず、「大丈夫」と一言だけ言ったことしか覚えていません。隣にいた妻が慌てたように、

「あなた、何してるの！　ほんと、すみません、すみません」

と言って彼を部屋の外に連れ出してしまいました。

寡黙であまり感情を表に出さない人でしたが、私のことを信頼してくれていたのだと、その時知りました。

医師はたくさんの患者を相手に診療していて、それぞれが、たくさんの患者の中の一人です。しかし患者にとって主治医は一人。主治医にしか相談できない悩みや、吐露できない感情を持っているものです。**その信頼に応え続けるのがわれわれ医師の役目**なのだ、とその時強く思ったのでした。

彼の、細くしっかりしたボールペン字の手紙を見ると、そのことをいつも強く思うのです。

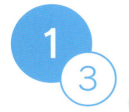

外科は本当に3Kなのか？

　外科は昔から「3K」といわれています。
　「きつい」「厳しい」「汚い」の3Kとされることもあるし、「きつい」が「危険」に置き換わることもあります。
　いずれにしても、「悪いことだらけ」という意味です。
　おそらくこれを読む研修医や医学生の皆さんは、この本を手にした以上、外科にある程度は興味を持っているはずで、「外科が本当に3Kなのか？」「3Kであればこれを自分は許容できるのか？」ということが気になっているのではないかと思います。
　先ほどの章で外科の楽しさについては思う存分書いたので、この章ではネガティブな側面にも触れておきたいと思います。
　何か買うべき商品を選ぶ時と同じように、何か行動を選択する時は、
　「メリットから具体的に何を享受できるのか？」
　「デメリットを自分は許容できるのか？」
　の両面から考えることが大切です。

外科は「きつい」のか？

　確かに外科はある程度「きつい」のは間違いありません。
　外科の種類にもよると思いますが、私の専門である消化器・一般外科領域では、特に多くの緊急手術に参画する必要があります。
　急性虫垂炎、急性胆嚢炎、消化管穿孔、腸閉塞、ヘルニア嵌頓、などが定番のラインナップです。

35

これらの病態は急性に発症し、夜中であろうと祝日であろうと、緊急手術を余儀なくされることが一般的です。そして判断が遅れれば、患者に致命的な影響を与えることもあります。

　また、他科からの手術依頼も多くあります。

　心臓血管外科術後の腸管壊死、婦人科手術中の腸管損傷、泌尿器科術後の癒着性イレウスなど、数え上げればきりがありません。

　こうした、事前に読めない緊急事態によって、「突然その瞬間から数時間先までの予定が全て埋まってしまう」という特殊な「きつさ」が外科には確かに存在します。

　こういうタイプの仕事は全くしたくない、という人にとって、外科が向いているとは言い難いでしょう。

　ただ、緊急手術の件数は施設によってかなり幅がある、ということは強調しておきたいと思います。

　例えば、私が初期研修から5年目まで所属した病院は、大規模な3次救命救急センターを擁していました。この救命センターは、厚生労働省が毎年発表する「全国救命救急センター評価」で4年連続第1位を獲得するほどの規模でした（参考1）。

　これは、救命救急センターの運営に関する総合的な評価を順位づけされたもので、むろんセンターの機能を捉える上での一側面にすぎないわけですが、この基準の中には、「年間に受け入れた重篤患者数（来院時）」も含まれています。

　そしてこの病院の消防からの要請に対する患者の受け入れ率は99.1％

参考1
　「神戸市立医療センター中央市民病院HP」（http://chuo.kcho.jp/news/2018-02-07）
　「厚生労働省救命救急センターの評価結果（平成29年度）について」（https://www.mhlw.go.jp/stf/seisakunitsuite/bunya/0000188907.html）

（2018年）でした。

　当然、これだけ救急疾患の受け入れが多いと、緊急手術は多くなります。「外科（消化器外科）」という単一の科だけで緊急手術件数は年間400件近くに上りました。私も当時専攻医として、それはもう浴びるように手術をしていました。

　夜を徹しての手術など数え切れないほどありましたし、24時間ほとんど休みなく手術をし続け、気づいたら次の日の朝になっていた、ということも一度や二度ではありません。

　これは間違いなく「きつい」部類に入る勤務形態と言えるでしょう。

　一方、私が卒後6年目から2年間所属した病院は、患者受け入れは二次救急までで、都心の病院だけあって周囲の近距離に多数の急性期病院が乱立していました。

　緊急手術の件数は前勤務地の半数以下で、手術が1件もない当直もしばしばありました。私自身の手術執刀数は、前者の施設の3年間で平均183件/年でしたが、後者の2年間では平均113件/年。実に4割減となっていました（私は自分が担当した手術は執刀・助手を問わず全て記録し、カウントしています。手術に限らず全ての業績も同じように詳細に記録していますが、これについては別の章で詳述します）。

　もちろん、どちらの方がよい、というわけではありません。

　前者の病院では、とにかくたくさんの症例を経験することで、外科医として「場慣れ」を目指しました。「パンペリ（汎発性腹膜炎）でショック」「外傷性脾損傷、腹腔内出血で待ったなし」などの重度の腹部救急疾患はたびたび経験しました。困ったらいつでも指導医が助けてくれる、という恵まれた環境で修行させてもらい、度胸もつきました。

　一方、後者の病院では、比較的ゆったりと自分のスキルを磨くことができました。一つ一つの手術を丁寧にフィードバックし、合併症が起き

た時、その原因をじっくり探り、患者や患者家族に対して手術や病状に関する説明をどのように行うのが理想的かを考える時間もありました。これもまた、自分を大きく成長させてくれた貴重な時間でした。

　外科医の仕事は全て「きつい」のではありません。**自分のライフステージや修練に求める環境に応じて自由に「きつさ」を選べばよい**、ということです。そしてその「きつさ」がその時の自分に好ましいのかどうか、十分に考えればよいと私は思います。

　また、手術自体にはそれなりに体力が必要です。

　長い手術では、朝から晩まで飲まず食わずで立ちっぱなし、ということもたびたびあります。学生時代から外科志望だった私ですら、ポリクリの時に初めて清潔で手術に入らせてもらった時は、1時間ももたないうちに疲れてギブアップしそうになっていました。当時は、なぜ外科医たちはこんなに大変な仕事を辛い表情一つ見せずにやっているのか、不思議で仕方がありませんでした。

　ただ、ぜひ覚えておいてほしいのは、手術の流れが分かるようになり、自分が執刀や第一助手として手術に中心的にかかわるようになると、手術時間は驚くほどに短く感じるようになる、ということです。

　朝から手術を始め、これが難渋して予想以上に時間がかかり、夜中になってしまう、ということもあるのですが、体感としては「あっという間」ということもしばしばあります。

　あまり疲れを実感することはないし、手術中に「きつさに耐えている」、という感覚もあまりありません。手術中に好きな音楽を流す外科医もいますが、このおかげでリラックスして手術時間の辛さが軽減するかと思いきや、当の本人は手術中にどんな音楽が流れていたかを全く覚えていない、ということもよくあります。要するに、手術に夢中になっていて何も聴こえていないのです。

　これは、例えばサッカーが好きな人なら、白熱したサッカーの試合中

に自分のプレーに熱中していれば、試合中にはそれほど疲れを感じることがない、というのと同じだろうと思います。

結局、手術が分かるようになれば、学生や研修医の時に感じた退屈さや疲れは全くと言ってよいほどなくなってしまいます。

この点はぜひ、安心してほしいと思います。

ちなみに、外科医は「休日や夜中も病院からたびたび呼び出されて大変」というイメージがあるかもしれませんが、これは外科に限らず、内科系の多くの科も同じです。主治医制である以上、自分の患者の急変時は必ず呼び出されますし、患者の急変の頻度が内科より外科の方が多い、というわけではありません。事実、前述の多忙な病院に私が勤務していた時は、私より循環器内科や消化器内科の同期がよく呼び出されていました。この点は「外科特有の大変さではない」ということは知っておいてほしいと思います。

私は、ウェブサイトや各種メディアで文章を執筆し、SNS等でも絶えず情報発信をしているのですが、日々これらのツールを通して、外科医を目指す中高生から進路についての相談を受けています。彼らからもらう質問の中で最も多いのが、「外科医でもプライベートな時間が取れるかどうか」というものです。私が中高生の頃に比べると、彼らは仕事と私生活との両立をより強く意識しているようです。そしてこうした疑問が出るのは、「外科医はワークライフバランスが悪い」というイメージがあるからでしょう。

実はこれも自分の努力と優先順位の設定の仕方次第であって、外科に限ってワークライフバランスが悪い、というわけではありません。

仕事を早く終わらせるため、効率を重視した働き方をすること、優先順位を常に正確に判断するよう心がけ、「今日やる必要のない仕事は思い切って明日に回す」といった上手な働き方ができれば、仕事とプライベートの両立は可能です。逆に言えば、長々と病院に残って仕事をして

いるように見えて、その実途中で居眠りをして仕事時間がいたずらに長引いていたり、締め切りが翌月、というような急がない仕事を、翌週までにしなくてはならない仕事より優先してやってしまったり、という細かなエラーが仕事量を少しずつ無駄に増やしてしまうのです。

余談ですが、参考として私のこれまでの経験を例に挙げ、私のワークライフバランスについて書いてみたいと思います。私は大学院に帰学する卒後8年目までに、執刀・助手合わせて計1080件の手術に参画し、外科学会、消化器外科学会、消化器病学会の各種学会専門医資格とがん治療認定医の資格を取得し、卒後9年目にサブスペシャルティとして日本感染症学会の感染症専門医の資格を取得（詳細は後述）しました。また学術面の方では、卒後9年間で英文論文を10本（原著）、和文論文を3本（原著1本、症例報告2本）出版し、学会発表を43件（国内38件、海外5件）行いました（論文・学会発表いずれも筆頭著者・筆頭演者のみカウントし、共著者・共同演者は除く）。

ここまでを見ると、まさに「ワーカホリック」のように見えるかもしれませんが、プライベートの方も比較的充実していました。卒後2年目に結婚し、卒後4年目と6年目に子どもを授かり、二児の父となりました。家族と旅行をしたり、子どもと遊びに行ったりしながら、趣味でトライアスロンのレースに毎年のように出たり、院内の医師・コメディカルとともにランニングの大会に毎年出場する企画を主催したりして楽しんでいました。

したがって、これまでの人生を振り返ると、自分のワークライフバランスは決して悪くないと思っています。

外科医は意外とオンオフがあり、実は自分で時間をコントロールできる部分は大きいと感じます。もちろん時間の使い方を十分に工夫しなければなりませんし、施設ごとの勤務形態にもよると思いますが、「外科医はプライベートな時間が取れない」という意見に対しては、ケースバイ

ケースである、と伝えておきたいと思います。

外科医は「厳しい」のか？

外科医は「厳しい」。これは間違いないでしょう。

ビギナーの頃は、手術室で指導医から大声で怒鳴られることもしばしばあります。

手術の時は、患者の体の周りの狭い空間に外科医たちがひしめきあっている状態で、ささやき声でも十分聞こえるほどお互いが近い距離にいるにもかかわらず大声で指導を受ける、というのは不思議な現象なのですが、どこの外科でも似たような指導が行われているようです。

確かに内科系の科でも指導医から若手への厳しい指導はあるのですが、目の前で患者が聞いている手前、大声で指導することが現実的に難しいことが多いものです。

ところが外科は違います。患者は全身麻酔で眠ってしまっていて、どれだけ大声を出しても患者に不安を与えることがありません。よって思う存分、感情のままに指導医は後輩を叱ることができるのです。外科の「厳しさ」は、ある意味こうした「自由度の高い指導環境」によってもたらされているとも言えます。

ちなみに、各科医師にどんなイメージを持っているか、というアンケートを取ると、外科医の特徴として必ず挙がるのが「短気」なのですが、正確には職場環境が原因で「短気な性格が表面に現れやすい」と言うべきなのかもしれません。

ただし、手術とは、ビギナーが一歩間違えれば患者に直接的に不利益を与えかねない医療行為であるのは事実です。

手術までに十分な準備をしていなかったり、手術中に集中力を欠いたり、など責任感の希薄な医師に対しては、厳しく叱ることも許容せざる

を得ません。患者の体内に直接触れ、直接的に手を下す、外科という仕事の特殊性を考えれば、ビギナーとしてもこうした自覚は必須です。

　むろん、叱る側は「指導を目的とした場合に、本当に大声で怒鳴りつける必要性はあるのか」「感情の高ぶりを理性で抑えきれないだけではないのか」ということを、常に自問すべきであるとも思います。患者が聞いていないからといって、ほとばしる感情を自制できないようでは、大人とはいえません。**若手のやる気を失わせない程度に抑制の効いた「厳しさ」が必要**です。これはもちろん、後輩を指導する際の自分自身への戒めも兼ねて書いています。

● 外科は「汚い」のか？ ●

　この質問の答えは二つあって、一つ目は「汚い外科と汚くない外科がある」というもので、二つ目は「どの科もだいたい汚い」というものです。

　「汚い外科」というと語弊があるかもしれませんが、私が専門とする消化器外科領域は、消化管を扱う以上、かなり汚い部分を触ることになります（もちろん手袋越しに）。便や吐物を扱うこともたびたびあります。

　例えば、下部消化管穿孔の手術では、開腹した瞬間に汚臭のする腹水が流れ出て、腹腔内には多量の便塊や便汁が広がっているのを目の当たりにすることになります。便の塊を手ですくったりスプーンを使って除去したりする、という行為は外科医の日常の風景です。このタイプの手術があった日は、手術室の外までひどい臭いが漂っており、オペ室看護師も「あぁ今日もやってるね」と苦々しい表情を見せています。マスクをしていても強い臭いは鼻をつきますし、手術が長時間に渡った時は鼻毛に臭いがついているのか、手術が終わって自宅に帰ってからも、「何となく臭い気がする」ということすらあります。

大腸の手術では、切除した標本を切り広げる際、中に便の塊がたくさん入っていることはしばしばですし、胃の手術でも、標本を扱う際には胃の内容物が独特の異臭を放ちます。

一方、こうした「汚さ」は苦手だが外科医にはなりたい、という同期や後輩は、心臓外科や呼吸器外科に進路を決めました。外科といってもいろいろで、汚物を扱わない外科であれば「汚くない」というわけです。

ただ、そもそも多くの科の医師は、多かれ少なかれ人間の体液に触れることになります。喀痰や唾液、尿が白衣につくこともあるし、異臭を放つ膿瘍をドレナージすることもあります。よって、「どの科もだいたい汚い」というのもまた真実です。

ちなみに手術室の看護師に「最もクサい科は？」という質問を投げかけると、返ってくる答えはたいてい「耳鼻科」です。人間の体で最も汚い部分の一つである口腔に近い領域の膿瘍の手術は、それはもう信じられないほどの悪臭を放ちます。私たち消化器外科医でも、あの臭いにはとても耐えられない、と思っています。

人間は多種多様な微生物と共に生きているため、それらは当然人体のいろいろなところで不快な臭いを産生する可能性があります。

医師という仕事をする以上、汚いものから逃げることは誰しもできないということです。

外科は「危険」なのか？

私が研修医の頃、外科医を父に持つ同期がよく、

「外科医は昔、黄色くなったら一人前といわれていた。怖いから自分は外科医にはなるまいと思っていた」

と言っていました。

「黄色くなる」とは、もちろん黄疸のことです。日本にはB型肝炎、C

型肝炎の患者が多く、それゆえ昔からウイルス性肝炎・肝硬変を背景と
した肝細胞癌の患者が多くいます。こうした患者に対して手術を行う際
に、針刺し事故でウイルス性肝炎に罹患してしまい、これが慢性的な肝
障害を引き起こすと、黄疸が出現します。そうなれば、これは長年手術
をやってきた証、ということになったわけです。むろん今では言語道断。
冗談では済まない、あってはならない話です。

　確かに、外科医は患者の血液に触れる機会が多く、ウイルス性肝炎や
HIV 感染症などを持つ患者の手術を行うことはしばしばあります。そし
て、手術時の針刺し事故などによって、血液感染のリスクは確かにあり
ます。これはまぎれもない事実です。教科書的には、針刺し事故による
感染率は、HIV で約 0.3%、HCV で約 1〜7%、HBV で約 6〜30% とされ
ています（参考 2）（B 型肝炎は全医療従事者がワクチン接種を受けるた
め、免疫を獲得していれば感染することはない）。

　余談ではありますが、実は私も、重度の AIDS 患者のサイトメガロウ
イルス腸炎による直腸穿孔の手術の際に針刺し事故を起こし、勤務先の
感染症科医から「感染リスクの高さは前例がない」と言われ、HIV 感染
症の標準治療（核酸系逆転写酵素阻害剤 2 剤＋非核酸系逆転写酵素阻害
剤 1 剤の 3 剤併用療法）を受けました。約半年に渡る HAART 療法の最
中には、全身に薬疹が現れ、治療薬を変更せざるを得なくなるなど、非
常に辛い思いをしました。

　定期的に血液検査で感染が成立していないかどうかを確認するのです
が、毎度電子カルテで検査結果を開く時は、恐怖で胸が高鳴ったのを記
憶しています。

　無事感染することなく服薬を終えたのですが、今でも思い出したくは

参考 2
　「職業感染制御研究会 HP」（http://jrgoicp.umin.ac.jp/index_infection.html）

ない辛い体験です。

針刺し事故が起こったのは、器械出し看護師と術者の間にトレイを置き、器械を直接手渡さず、いったんトレイを介して受け渡しを行う、といった「いつもと違うやり方」を行ったことが原因でした。私がいつもの癖で差し出した手のひらの上に、機械出し看護師が慌てて針のついた持針器を落としてしまったのです。

本来、血液感染リスクのある患者の手術であっても、他の患者と異なる手法で手術を行うべきではありません。普段から感染管理をきっちり行っておけば、特別な配慮は必要なかったのです。

実は、このような体験をした外科医は他になかなかいないということで、その時の体験を語って感染対策に関して啓発してほしい、とかつての指導医からオファーを受け、講演会を開いてもらったこともあります。

こうした経験を持つ私が「外科は危険ではない」という資格は、さすがにないとは思います。

むろん、どの科の医師でも感染対策は必須であって、危険だからといって外科を敬遠したところで、リスク回避のために医師として取らねばならない行動は同じである、ということは書いておきたいと思うのですが。

外科医の辛さとは？

「外科の3K（4K？）」について書いてきましたが、これらのことは、実際に外科医をやっていれば大きなマイナス面とは感じません。「これが原因で外科医の道に進むのを敬遠する」と言うなら少しもったいないくらいの、ささいな欠点です。

では、外科医として本当に辛いことは何でしょうか？

それは、外科医がどれだけ技術を磨いても救えない患者がいることで

す。

　私が外科医として駆け出しの頃のこと。ある進行食道癌の女性患者を受け持ったことがありました。60歳代の方で、食道の通過障害によってほとんど食事が喉を通らなくなってから、ようやく当科を受診しました。検査では、かなり巨大な腫瘍が食道の中程にあり、手術が必要と判断されました。しかし、受診までの間に食事が十分取れていなかったせいで栄養状態が悪化しており、すぐに手術をするには合併症のリスクが高すぎます。そこで手術までに経鼻胃管を通して経腸栄養剤を投与し、栄養状態の改善を図ることになりました。

　手術を間近に控えたある日、私は病院の喫茶店の前で彼女の姿を見つけました。

　鼻に管が入った状態で点滴棒を握ったまま、彼女は喫茶店の入り口の看板を見つめ、じっと立っていました。看板には美味しそうなパンケーキの写真。その丸い背中を見て私は、何とかこの方にもう一度食べる楽しみを味わわせてあげたい、外科医の力で癌から彼女を解放し、好きなだけパンケーキを食べさせてあげたい、そう強く思ったのを覚えています。

　しかし、手術は無事に終わったものの術後約2カ月で再発してしまいました。組織型はメラノーマ（悪性黒色腫）でした。ご存知のように、わが国の食道がんは、扁平上皮癌が最も多くを占めるのですが、食道上皮に発生する悪性腫瘍のうち、0.1〜0.2％というまれな頻度でメラノーマが存在します。術後の5年生存率は37.5％と予後は不良とされています（参考3）。

　この患者も、再発後は急速に腫瘍が増大し、結局術後もまともな食事ができるようになることなく、この世を去りました。手術によって何とかパンケーキを食べられるようにしてあげたい、という思いは叶いませ

んでした。あの日見た丸い背中は目に焼き付いて、私の頭から一生離れることはないと思います。

　その後も何度となく、こうした死を見てきました。まだ幼稚園に通う子どもが二人いる40歳代男性のスキルス胃癌は、術後半年で再発し、2年もたたずに彼の命を奪いました。

　結婚式を間近に控えた30歳代の女性に見つかった進行直腸癌は、術後1年で再発、結局彼女は結婚式を挙げられませんでした。

　私は誰一人としてその顔を忘れていません。一人一人の記憶が私の心に楔のように打ち込まれ、そしてそれが一生消えることはありません。外科医がどれほど技術を磨いても、救えない人をゼロにすることはできないのです。

　外科医であれば、誰もがこういう経験をしています。そして外科医にとってこれほどに辛く、無力感を感じることはありません。

　しかし、こうした方たちを少しでも減らしたい、という思いが、私たち外科医を奮い立たせ、技術を高めるモチベーションになっています。**辛さが大きいからこそ、前向きに努力することができるのだ**と私は思うのです。

参考3

　Joob AW, Haines GK 3rd, Kies MS, et al：Primary malignant melanoma of the esophagus. Ann Thorac Surg. 1995；60：217-22.

　Yu H, Huang X, Li Y, et al：Primary malignant melanoma of the esophagus：a study of clinical features, pathology, management and prognosis. Dis Esophagus. 2011；24：109-13.

「エホバの証人の手術はなぜ特別？」

　あれは、私が小学1年生の時のこと。

　当時仲良くしていたクラスメイトの女の子から、ラブレターをもらったことがありました。手紙にはこう書いてありました。

　「私はエホバの証人なので、あなたもエホバの証人になって私と結婚してください」

　今思えば、小学1年生にしては大人びた子だったと思うのですが、当時は「宗教上の理由で結婚相手を自由に選べないなんて」と、子どもながらに不思議に思ったものです。

　その後、しばらくは「エホバの証人」という言葉を聞くことはほとんどなかったのですが、外科医として最初に修練した病院で、私はたびたびエホバの証人の患者たちに出会うことになります。

　ご存知の通り、エホバの証人は宗教上の理由で輸血を受けることができません。

　宗派によってその制限の厳しさは微妙に異なり、「赤血球濃厚液だけはダメ」という方もいれば、「アルブミン製剤を含め、全ての血液製剤は拒否」という方もいます。かつて、エホバの証人の患者の手術中に輸血が行われ、訴訟問題に発展した事例もあります。

　病院にはエホバの証人向けの誓約書があるのが一般的で、各種の血液製剤の名前が並んでいます。「どこまではOKで、どこからはNGか」を一つ一つチェックを入れてもらうことが目的です。そして同時に、輸血を行わなかったことにより患者に不利益が生じた場合、それに関する責任を医師には問わない、という免責事項も書かれてあります。

　よってエホバの証人の手術では、とにかく出血を最小限にすることが優先されます。基本的に「攻め」ではなく「守り」の姿勢で手術をする

ことになりますし、術式によっては「やや控えめ」の方法をとらざるを得ないこともあります。

「種々のリスクを勘案し、原則としてエホバの証人の手術は行わない」としている病院もあるようで、手術を行っている病院は、エホバの証人たちの間で「私たちを手術してくれる病院」という暗黙の了解ができている上、開業医の先生もエホバの証人の方を診てくれるところにしか紹介しないため（紹介先で患者が診療を拒否されると患者に迷惑がかかってしまうので）、結果的に限られた病院にエホバの証人が偏りがちになります。

私の場合、臨床研修医時代から5年在籍した病院にはエホバの証人の患者が多かったのに対し、卒後6年目以降に勤務した病院では、エホバの証人を見ることは一度たりともありませんでした。その病院に研修医の頃から勤務していた生え抜きの後輩にエホバの証人の手術について話すと、「へぇー、授業で習ったことはあるけど実際にいらっしゃるんですね」と目を丸くして驚いていました。

自分がエホバの証人でない外科医にとっては、「血液製剤を忌避するという科学を超えた信条を自分の命より優先する」という考え方はなかなか理解にしくい上に、外科医として無用に大きな手術リスクを背負うことになるため、「こんなに制限の多い人の手術はしたくない！」と思う人も多いだろうと思います。

しかし、エホバの証人の患者を何人も担当したことのある私は、エホバの証人には、人柄のいい人が多いという印象を持っています。むろん私の偏見と思い込みも多少含まれている可能性はあるのですが、少なくとも私の周囲の外科医はこの意見に同調してくれます。とにかく腰が低く、言葉遣いも丁寧で温厚な性格の方が多く、「自分の信条を理解してくれた」という深い感謝を私たちに示してくれます。自分の信条の特殊性を認識しており、自分の考え方を相手が理解するのは難しい、という前

提を十分理解した上で、非常に丁寧に「輸血なし」での手術を依頼します。

　そして無事手術が終わり、退院する頃になるとほぼ必ず、エホバの証人の信条が書かれた書籍やパンフレットなどをくれ、「ぜひ先生もエホバの証人に」と誘われます。自分たちの信じる世界の素晴らしさを、ぜひ他の方にも伝えたい、という思いが強いのだと思います。むろん無宗教の私にとっては、そう言われただけで「エホバの証人になろう」という気持ちがわくことまではないものの、いつも笑顔で心優しい方々を間近に見れば、少し興味を持ってパンフレットに目を通してしまうのです。

　よく考えてみると、エホバの証人のような宗教上の理由はなくても、患者の中には自分の凝り固まった信念にこだわり、医療スタッフを厳しくこき下ろしたり、わがままを押し通したりする方もいるのが現実で、私たちが手を焼くことも実は少なくありません。そもそも、人とのかかわりにおいては、信じる宗教のあるなしにかかわらず、「自分が正しいと信じることに必ずしも他人が同調するとは限らない」という前提への認識は大切です。他人と一緒に協力して何かを行う時は、お互いの考えを理解し、ある程度自分の欲求を抑制し、妥協と歩み寄りが必要なのは言うまでもないでしょう。このことを考えれば、実はエホバの証人の方がよほど懐の広い方々なのではないか、とも思えてくるのです。

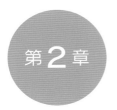

第2章 外科医はどんな仕事をしているか？

　外科に興味がある人は、外科医がどんなふうに仕事をしているか、1日のスケジュールをどんなふうにマネジメントしているかを知っておきたいでしょう。

　私たち外科医としても、学生や研修医が外科医になった時、想像していた生活と全く違った、ということがないよう、きっちり説明しておきたいと思っています。

　外科医のタイムスケジュールは、内科系の医師とずいぶん違います。これはもちろん、「外科医の方が緊急の呼び出しが多い」「患者の急変が多い」という意味ではありません（内科系でもこれらの頻度はほぼ同じです）。

　外科医は、担当患者が何人もいるにもかかわらず、「自分が手術室から何時間も出られないため患者の異変に対応できる時間が短い」という特殊な制限があるのです。手術以外の短い勤務時間において、綿密で計画的なスケジュール管理が求められる、というのが外科医特有の難しさです。むろん、手術のない日（外来日など）もあるため、より具体的にイメージしてもらうために手術日と外来日を分けて説明します。

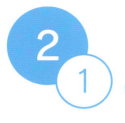

1 日の流れ（手術日）

　まず、病院によって、「毎日が手術日」のところと、手術日が決まっている（例：月水金で週3回など）ところがあります。

　手術件数が多い病院では、「手術日を設定する＝手術しない日を作る」ということができないため、毎日手術が行われていることもあります。もちろん科として毎日手術をしているだけで、外科医個人としては、外来日もあれば手術がない日もあります。

　まずは手術がある日のタイムスケジュール（表1）を紹介します。

表1　ある日のタイムスケジュール

AM 7：40	出勤、病棟回診。
AM 8：45	オペ室へ。1件目の手術。
PM 2：00	手術終了、昼食。病棟業務。
PM 3：00	オペ室へ。2件目の手術。
PM 6：00	手術終了。病棟回診。
PM 7：00	標本整理、手術記録作成。
PM 8：00	帰宅。

※比較的短めのオペが2件あった場合、かつカンファレンスや会議等がない場合

手術日の仕事（定例手術編）

　手術がある日は、**手術室に入るまでの短時間に、非常にシビアなスケジュール管理が求められます。**

　病院にもよりますが、午前の手術の場合、患者が手術室に入室するの

が8時45分～9時頃に設定されていることが一般的です。したがって、この午前の手術を担当する外科医は、手術室に遅くとも9時過ぎには到着している必要があります。

麻酔科のスタンスにもよりますが、一般的には、「全身麻酔がかかる前に外科医の誰か一人は手術室に来ておくように」という暗黙の了解があります（麻酔導入時に患者に何か異変があった時に担当医が不在では困るため）。

すると、9時頃までには自分の担当患者の対応を全て終えておく必要があります。全患者が順調に想定通りの経過をたどっていれば問題ありませんが、当然ながら朝の時点で思わぬ病態の変化が起きていることに初めて気づく、というケースはしばしばあります。

例えば、朝病棟に行くと看護師から、「担当患者が発熱している」「ドレーン排液が混濁している」「朝から嘔吐している」「腹痛を訴えている」といった患者の変化について報告を受けることがあるわけです。

また、早朝に採取した血液検査の結果が出ていて、「炎症反応が突然上昇している」「肝機能や腎機能が悪化している」といったことに気づくこともあります。

こうした変化に対して逐一対応が求められるのですが、「これらを全て手術室に行く9時頃までに終えなくてはならない」という厳しい時間管理が外科医には求められます。

夜間の急変であればすぐに病院から呼び出されるのですが、細かな病態の変化となると、朝病院に行って実際に医師が見ないと判断は難しいものです。血液検査も、通常は午前6時～7時頃に患者から血液を採取し、その結果が8時台に返ってくる、というパターンが一般的です。早く病院に着いておけば解決する、というものでもありません。早く病院に来たところで、血液検査データの変化に気づくのは、検査結果が閲覧可能になってから、という律速段階があるわけです。

よって、外科医にとって朝の１時間は、「時間との熾烈な戦い」と言えます。

　朝一番に夜間の経過を看護記録などで確認し、患者を診察し、検査データを見て病態変化を捉え、次々と必要な策を打っていかねばなりません。

　手術に入る前に、CTやエコーなど必要な画像検査があればオーダーしておく必要がありますし、輸液メニューを変更する必要があることもあれば、抗菌薬を開始した方がよいということもあります。血液検査結果を見て新たに項目を追加して血液検査を再度オーダーする、といったこともあります。

　繰り返しますが、**ひとたび自分が手術に入ってしまうと、患者の対応が全くできなくなってしまう、**という厳しい制限があるのです。

　複数の患者が同時に変化を起こしていた場合、優先順位を即座に判断する必要もあります。

　外科医の場合、担当患者の多くは術後（あるいは周術期）であるため、術後にどういう変化が起こりうるか、どの患者がどういう種類の術後合併症を起こしうるか、といったリスクに応じて、優先順位の高い患者から対応していかなくてはなりません。

　おまけに、この忙しい業務中でも、他病棟から電話がかかって来たり、他科の医師からコンサルトの電話がかかってきたりして、予想外のタイミングで仕事を中断せざるを得ないこともしばしばです。

　もし、自分のスケジュール管理を超える仕事量が発生し、手術室に向かう前に全ての仕事を終えられないことが予想されれば、その時点でその日に手術が入っていない外科医（病棟当番の医師）に仕事を引き継ぐ、といった臨機応変な対応も要求されます。

　もちろん引き継ぐ相手は患者を担当したことのない医師で、これまでの経過を全く知らない可能性があるため、患者の状態を短時間に上手く

第2章　外科医はどんな仕事をしているか？

申し送るためのプレゼン力も問われます。

　ここできっちりプレゼンできないと、患者への対応が不十分となり、患者に不利益を引き起こす恐れがあります。外科系病棟での患者とのトラブルは、しばしば不適切な申し送りによって起こります。

　ちなみに、午後開始の手術を担当する場合であれば、こうしたスピード感はそれほど要求されることはありません。午前にどんな手術が行われているかにもよりますが、たいてい手術室に向かうまでに数時間の猶予があるため、患者の病態変化にも落ち着いて対応していくことができます。

　さて、こうした対応を全て終えると、無事に手術室に向かうことができます。

　手術室のあるフロアに向かい、更衣室で手術着に着替え、マスクと帽子を被って手術室に入ります。

　なお、このタイミングで手術室に着いているのは、基本的には若手の主治医だけであることが一般的です。この場合、指導医クラスの医師は、しばらく時間が経過し、準備が整ってから、あるいは準備の最中に手術室にやってきます。

　この手術準備は、麻酔科医の準備と外科医の準備の二つに分けられます。

　麻酔導入前に硬膜外麻酔を行ったり、全身麻酔がかかってから麻酔科医が末梢静脈ラインを追加したり、中心静脈カテーテルを挿入したり、といった作業が、麻酔科医の準備です。

　これらの準備が終わるとようやく、術式に適した体位をとるなど、外科医の準備が始まることになります。例えば腹腔鏡手術の場合、体位や機材のセッティングに時間を要するものも多いため、全ての準備が整うまでに30分〜1時間近くかかることもあります。

55

手術の準備は若手の業務となっていることが多いため、これが終わる頃に指導医が登場する、という形になるわけです。

　では、麻酔科医が手術準備をしている間、外科医は何をしているのでしょうか？

　ここでは、大きく分けて二つの仕事があります。

　一つ目は、手術室の電子カルテ端末を使って病棟患者のオーダーを行うこと。前述の通り、手術前の回診に充てられる時間は短いため、手術室に向かう前に全てのオーダーを済ませられないことは多々あります。

　手術室では、準備中にわずかな時間的猶予があるため、ここで残った朝の仕事をこなすことができるわけです。

　二つ目は、これから手術を行う患者の病態や解剖の再確認。もちろん前日までに科内で十分なディスカッションを終えていますし、自分でも確認済みではあるのですが、直前にもう一度手術のシミュレーションを行うのが理想的です。

　病院によっては、手術室に大きなモニターがあるため、ここに画像を表示させ、複数の外科医でじっくり見直すことも可能です。

　指導医が手術室に入ってきた後、一緒に画面を見ながら、手術の手順を再度確認することもあります。

　全ての準備が終われば、ようやく患者の体に消毒液を塗り、手洗いをします。

　この時点で、朝の手術であればたいてい9時半から10時頃になっています。

　そしてここから手術が始まります。

　もちろん手術時間は術式によってさまざま。

　午前中に終わるものもあれば、夕方、あるいは夜まで続くものもあります（場合によっては翌朝まで、という長時間手術もあります）。長い手

術であっても、食道手術など体位変換が必要な術式を除いては、途中で休憩は取らないことが一般的です。

さて、予定通り手術が終わったら、手術室の外にある待ち合いスペースで待っている家族に経過を説明し、場合によっては切除した検体を見せます。

その後、患者が全身麻酔から覚醒し、全身状態に問題がないと判断された時点で、患者と一緒に病棟に戻ることになります。

病棟に戻れば、術後のオーダーが必要です。

同じ術式であっても、手術中の状況によっては異なる指示が必要になります。術後合併症のリスクも、患者に応じて異なります。患者の病態に合わせて、その都度適切なオーダーを考え、また必要であれば看護師に直接口頭で指示を出すことになります。

これでようやく、一人の患者の手術に関するその日の業務は一段落します。

さて、ここからの外科医の仕事には複数のパターンがあります。

まず、朝から「飲まず食わず」の状態なので、お腹はすいていますし、喉も乾いています。もし、それ以後手術を担当する予定がないのであれば、ゆっくり医局に戻って食事にしたいところです。

しかし、2件目の手術に入ることになっている日もしばしばあります。いわゆる「ダブルヘッダー」です。

この場合、ゆっくりお腹いっぱい食べる時間はないため、用意しておいた軽食を軽くつまむか、その場で売店に軽食を買いに行って、さっと食べて手術室に戻る、というパターンになります。

手術日の外科医の業務は、だいたいこのように過ぎていき、あっという間に夜になる、という感覚です。

慣れるまでは仕事に追われて大変なことも多いのですが、**ルーチン**

ワークを繰り返すうちに、徐々に能率的に動けるようになるものです。

「手術中の不思議な掛け声」

　手術に一度でも入ったことのある方ならご存知だと思いますが、一般的に手術中の雰囲気はドラマのように厳かではありません。手術室には流行りの音楽が流れていることが多いですし、時に手術に入る外科医同士が手を動かしながら雑談することもあります。

　ローテート中の研修医が手術に入っていれば、

　「何科を志望しているの？　出身はどこ？　大学時代は何の部活をやっていたの？」

　というように、研修医に話しかけたりすることもあります。

　あまりにガチガチに緊張して張り詰めた空気の中で手術をすることにメリットはなく、少し肩の力を抜いて、和気あいあいと手術を行っている方が上手くいくものです。

　また、病院によっては、独特の掛け声を要求されるところもあります。よくあるのが、ステープラー（自動縫合器）使用時に外科医たちが声をそろえて何かの声かけやおまじないをする、というもの。

　ステープラーは消化管の切離や吻合に使うため、「縫合不全が起きないように」という思いを込めて、という意味合いがあるようです。

　ちなみに私が大学5年生だった頃にポリクリで行った病院の外科では、ステープラーでファイヤーする時の掛け声はなぜか、

　「えんやーちょろ、えんやーちょろ、えんやーちょろ・・・」

　でした。

　その病院では、これがリニアステープラー使用時「専用」の掛け声であり、これを知らなかった私が、この覚えたてのおまじないをサーキュ

ラーステープラー使用時に使ってしまったところ、上級医から、

「違う！そこは『えんや！えんや！えんや！』だろ！」

と言われ、「ステープラーの種類で掛け声が違う」ということに気づかされる始末。全く謎のシステムでした。

他にも、ファイヤーの際に全員で声を合わせ、

「せーの、ファイヤー!!」

というものもあります。

ついでにこの掛け声を発する前に執刀医が、「ご唱和ください」と前置きを入れることもあります。もちろん、ふざけているつもりは全くなく、「術後合併症が起こらず順調に経過しますように」という思いをこめた「おまじない」なのです。

もはやこれには慣れてしまいましたが、学生の頃は、外科医全員が真剣な表情でこれをやっている姿が妙に滑稽に見えたものです。

手術日の仕事（緊急手術編）

外科医にとって緊急手術は、避けることのできない、難度の高い業務です。

事前に予定されている定例手術と違って、病態変化に即座に対応する力や、予想外の状況を乗り切る技術が必要なのは当然ですが、さらに大切で難しい、緊急手術特有の業務が存在します。

「各部署への上手なネゴシエーション」です。**緊急手術に持ち込むには、コミュニケーション力やプレゼン力が特に必要で、腕だけでは外科医は務まらない**、と言える部分でもあるのです。

緊急手術までに必要な外科医の仕事について、分かりやすく解説してみましょう。

まずは、「緊急手術とは何か？」というところから簡単に説明しておきます。

　そもそも「緊急」ではない、予定通りに行われる手術を「定例手術」や「定期手術」と呼びます。大半の手術はこちらに属することになります。

　私が以前勤めていた大きな救命救急センターを擁する病院での消化器外科の緊急手術が年間 400 件弱でしたが、これでも手術件数全体の 5 分の 1 程度で、残りは全て定例手術でした。救急搬送の多い病院でなければ、緊急手術の割合はこれより遥かに低くなります。

　では、定例手術の予定日はいつ決まるか知っているでしょうか？

　施設にもよりますが、たいてい 2 週間〜1 カ月程度前に決まっているのが一般的です。病院によっては 2 カ月くらい先まで、ある程度手術予定が決まっているところもあります。

　「今すぐ手術してほしい！」と言われることもよくあるのですが、たいてい手術前にはさまざまな精密検査を順に受けてもらう必要があり、1 カ月程度の猶予は必要です。

　ところが、当然ながら「今すぐ手術をしないと危険！」という患者が運ばれてくることがあります。入院中に急変し、緊急手術が必要になるパターンもあります。

　こういうケースで、

　「1 カ月先まで予定は埋まっているので、1 カ月後に手術をしましょう」

　というわけにはいきません。定例手術とは別枠で、当日あるいは翌日といったタイミングで臨時に手術を行うことになります。

　これが「緊急手術」です。

　こうなると、私たち外科医は大忙しになります。約 1 カ月の猶予がある定例手術の患者と違い、余裕を持って術前の準備ができないのです。それでも、安全のために出来うる限りの最低限の準備を急ピッチで進め

第2章　外科医はどんな仕事をしているか？

るしかありません。

さらに、手術枠が全て埋まっているところに無理やり手術をねじ込むことになります。ここで、何段階にも渡るさまざまなプロセスを経なければ手術はできません。

よく医療ドラマで、患者が倒れ、「オペ室に運べ！」といって即座にオペ室に搬送して手術が始まる、というシーンがありますが、これから書く外科医の「凄まじく忙しいプロセス」が全部カットされている、と考えるとよいでしょう。

まずは、「確定診断」が必要です。

「オペ室に運べ！」と言って手術室に運び込んでも、どこにメスを入れればよいのかわからない上に、こんなあいまいな目的では、オペ室看護師は手術室を使わせてくれません。麻酔科医が全身麻酔をかけてくれることもないでしょう。

そこで手術前には、必要な検査を急ピッチで行い、体のどこにどんな異変が起きているかを調べ、確定診断をつける必要があります。その結果、本当に手術は必要なのか、手術するならどんな術式をどんなメンバーで行うのが適切かを検討することになります。

同時に、輸血は何単位用意すべきか、どんな道具を準備すべきか、術中にどんな検査を追加すべきか、あらゆる計画を立てるわけです。

そこで、まずは「オペ室に運べ」ではなく、「緊急で精密検査しましょう」となります。

そして同時に、各部署へのネゴシエーションが始まります。

そもそも、慌てて術前の精密検査を行うにも、毎日外来や入院患者で検査の予約枠が埋まっています。こうした患者を押しのけて、緊急検査を行わねばなりません。当然、検査を担当する検査技師や放射線技師などのスタッフも、定期業務の手を止めて、緊急検査に立ち会うことにな

61

ります。そこで私たち外科医が検査を行う部署へ連絡し、緊急で検査が必要な旨を伝え、予定外の割り込みに頭を下げます。

　検査の結果で手術が必要と分かれば、次に手術に直接かかわる部署への交渉が始まります。当然、定例手術で手術枠は埋まっているため、ここに緊急手術を割り込ませる必要があるからです。

　まずは麻酔科に連絡です。緊急手術当番の麻酔科医の手が空いているかどうか、手術に参加してくれるかどうかを確認します。すでに他の緊急手術で手いっぱいなら、自施設では手術ができないか、少し待ち時間が発生することになります。

　もし自施設で手術ができないのであれば、その時点で転送先を探す、という新しい業務が発生することになります。

　さて、緊急手術では、他の業務を行う麻酔科医の仕事を中断させて協力を依頼することになるわけで、「本当に今すぐ手術が必要な病態であること」を麻酔科医にプレゼンする必要があります。ここで外科医はプレゼン力を問われることになります。

　麻酔科医は、手術の必要性に対してはドライです。

　当たり前ですが、「この人を救いたいんです」というような、ドラマで緊急事態が起こった時によくある情緒的なセリフは通用しません。「病態が緊急手術を必要としている」と麻酔科医が認めない限り、麻酔をかけてはくれません。

　麻酔科医によっては、

　「今忙しいんだよ！　その言い方じゃ全くわからん！」

　と言ってブチっと電話を切られることもあります。

　麻酔科医への丁寧なプレゼンと、自分のために時間を割いてくれる相手に対する誠意が必要なのです。

　さて、麻酔科医から許可がおりれば、次はオペ室看護師に連絡です（病院の習慣によっては順番が逆の方がいい場合もあります）。

第2章 外科医はどんな仕事をしているか？

　手術は、当然オペ看がいなくては成立しません。オペ看が他の緊急手術に出払っていて、「今すぐは無理」というケースはよくありますし、

　「1時間後なら一人は手が開くから、それまでに準備しておいてください」

　と言われるパターンもあります。

　ここでも、「いますぐ手術が必要だ」という丁寧なプレゼンを行い、場合によっては直接オペ室に足を運び、師長に頭を下げる必要があります。当然ながら、オペ看は定例手術のシフトで動いているため、緊急手術では予定外のシフトチェンジを余儀なくされるからです。

　ここできちんと足を使って礼節を尽くすかどうかで、それ以後も多少の無理をきいてくれるかどうかが決まります。ここでは手術が上手いか下手かなど関係ありません。**フットワークの軽さと謙虚な姿勢を見せることが大切**です。

　さらに、他科の協力が必要になる手術もあります。例えば私たち消化器外科医なら、手術中の上部・下部内視鏡検査を消化器内科医に緊急で依頼することはよくありますし、手術中に組織を取って検査するなら病理部の医師に依頼が必要です。心臓手術なら、人工心肺を回してくれる臨床工学技士への依頼も必要でしょう。

　そして最後に、自科の上司や同僚、あるいは後輩に交渉です。当然、手術は一人ではできないからです。そのタイミングで手の空いている医師を見つけ、日常業務を中断させ、手術に入ってもらうことになります。私たち外科医はこの点で常に「お互い様」なのですが、親しき中にも礼儀あり、ということで、ここでも丁寧な依頼が必要であることは言うまでもありません。

　とにかく、**緊急手術はあらゆる部署の人たちに予定外の仕事を発生させるため、念には念を入れた交渉が必要**です。自分の「この患者のために！」という熱い思いだけでは手術はできません。各部署の人たちもま

63

た、自分たちの「患者のために」がんばっているからです。

　そして最後に、緊急手術前にやるべきこととしてもう一つ、大切な仕事があります。「家族への説明」です。

　緊急検査や緊急手術が必要になれば、各部署への交渉と同時に、家族への連絡が必須です。患者に急な問題が発生した時、最初に連絡すべき人（「キーパーソン」と呼ぶ）の連絡先がカルテに登録されているのが一般的です。その方に、患者が急変したことと、必要な検査や治療について説明し、すぐに病院に来てもらうようお願いします。手術を行う前に、家族への十分な説明と同意が必要だからです。緊急手術は、前述の通り準備不足をある程度許容してでも強行するもの。術後合併症のリスクは定例手術より高くなるため、本人だけでなく、家族への丁寧な説明が必須となります。

　もし不十分な説明で手術に持ち込み、術後に何らかの問題が起きた場合、訴訟問題に発展する恐れがあります。

　「本当に手術が必要だったんですか!?」

　「こうなると分かっていたら手術には同意しなかった！」

　と言われてしまうのです。

　さて、こうした準備が終われば、あとは定例手術と段取りは同じです。要するに、**緊急手術は、手術に持ち込むまでの仕事が特殊であり、大変だ**ということです。

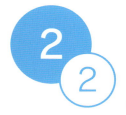

手術にかかわる他の仕事

手術に入った外科医には、他にもやるべき仕事がたくさんあります。

前述したように、術前の準備や術後管理も大切ですが、外科医の仕事にはもう少し地味なものがいくつかあります。代表的なものが、「標本整理」と「オペレコ（手術記事）作成」です。

標本整理

手術では、検体を切除、摘出することが多いのですが、患者の体から取り出した検体を処理するのも、外科医の大切な仕事です。私は消化器外科医なので、この本は消化器外科を想定して書いていますが、消化器領域の手術では標本整理に比較的長い時間を割きます。通称「芋掘り」と呼ばれる、「リンパ節の仕分け作業」があるからです。

切除した検体の脂肪組織内に含まれるリンパ節を一つ一つ、鑷子とクーパーを使って分離し、これをリンパ節番号が書かれたシールを貼ったホルマリンの小瓶に順番に入れていきます。

小瓶の数は郭清したリンパ節の範囲によって異なりますが、例えば大腸癌なら5個前後、胃癌なら10個以上に及びます。そして一つの小瓶にリンパ節が5〜10個以上入ることもあるため、一つの手術で掘る「芋」は、実に70や80を超えることもあります。

私が医学生の時、当時卒後3年目の先輩と標本整理をさせてもらったことがあったのですが、10を超える胃癌のリンパ節番号を全て空で暗記しており、思わず感嘆したのを思い出します。

また同時に、当時外科志望を決めていた私にとっては、「果たして自分が外科医になった時にこんな正確に全て暗記できるのだろうか？」とひどく不安になったものです。実際、これを読む外科志望の医学生や研修医の皆さんも、見学や研修の際に同じように感じたことがあるかもしれません。

　当時、私がこの気持ちをその先輩に正直にぶつけたところ、返ってきた言葉は、

　「いやいや、毎日こればっかりやっているんだよ。覚えようと思わなくても自然に覚えるよ。覚えられない方がおかしいよ」でした。

　彼は優秀な医師だったので、彼の暗記力が優れているからそう感じるのではないか、と疑っていたのですが、結局自分が外科医になって毎日のように癌の手術に入るようになると、まさに言われた通り数カ月で丸暗記してしまいました。

　その理由も言われた通りで、「毎日同じことばかりやっているから」です。

　私の同期や、後輩医師もみんな同じです。優秀か優秀でないかなど全く関係なかったのです。

　意味もない数字の羅列を、実際に手術もせずに完全に暗記することは極めて難しく、暗記効率も悪いものです。手術に慣れ、どの領域のリンパ節をどのように郭清するか、という視点で手術できるようになると、番号などあっという間に覚えてしまいますので安心してください。

　さて、話が脱線してしまいましたが、標本整理の話題に戻しましょう。

　リンパ節を全て取り外すことができれば、虫ピンと金づちを使って検体をボードに貼り付け、写真撮影を行います。

　この後検体はホルマリンに浸かって固定されてしまうため、実際の生標本の写真が撮れるのはこれが最後のチャンスになります。

第 2 章　外科医はどんな仕事をしているか？

　この写真が今後貴重な診療情報となるため、ピントがボケたりすることのないよう、正確に撮影する必要があります。もちろん便や血液などが付着して汚い写真になってしまうのも NG です。

　例えば、病理検査の結果、この患者の病変が珍しい組織型であることが分かったり、術後経過が報告に値するようなものの場合、学会発表や論文の症例報告の題材になりえます。

　そうなれば、この時点での標本写真が必要となるケースもあります。論文を提出し、査読者から写真の添付を求められ、後で見直したら提出に値するようなものではなかった（周囲に血が付いていたり、便がついて汚れていたり）ということもよくある失敗談です。のちに何かの形で使うかもしれないことを想定し、綺麗な写真を残しておくことが大切です。

　そして検体をホルマリンに浸け、病理検査をオーダーして標本整理は終わります。

　食道癌や胃癌、膵癌など、リンパ節の数が多いために作業が煩雑になりがちな癌種の時は、標本整理に 1 時間近くかかることもあります。

　薄暗い標本整理室で、鼻をつくホルマリンの匂いの中、一人こういう作業をしていると、外科医はなかなかに地味な仕事だと思うものです。

　余談ですが、私が研修医の頃、これまた別の先輩から言われた印象的な言葉があります。

　「**標本整理は手術の練習だ**。本来は手術中にしか把握するのが難しい膜の解剖や血管の走行は、標本整理の時にも学ぶことができる。ハサミや鑷子を使って、剝離の練習をすることもできる。慣れないうちは、そのつもりで標本整理するのがよい」

　確かにその通りで、まだ執刀の機会が与えられない時期から道具を使って臓器を扱うことで、どの部分が剝離しやすいか、どうすれば血管を傷つけずに血管周囲の剝離ができるか、といったことを考えながら手

67

を動かす練習ができます。

　標本整理も、こうした手技の練習だと思えば、案外楽しくなるものなのです。

　医学生や研修医の先生は、手術が終わったらそれでその日の実習を終わりにせず、標本整理をする時に先輩医師にお願いし、一度は参加してみることをおすすめしたいと思います。

オペレコの作成

　外科医の手術にかかわる仕事の中で、もう一つ大切なのがオペレコ作成です。

　術中の所見、手術の流れ、リンパ節郭清範囲などを、スケッチと文章で表現して記録します。スケッチは色鉛筆などを使ってカラーで描くことが望ましく、複雑な手術だと、やはり1時間近くかかってしまうこともあります。

　私は、手術が終わったその日か翌日にはオペレコを書くようにしています。というのも、記憶が鮮明なうちに書けば短時間で完成できるものを、数日経過して記憶がおぼろげになってから書くと、かえって時間がかかる上、クオリティも落ちるためです。

　術後カンファレンスで過去の手術症例の振り返りを行う際、科内の全員で手術記録を閲覧する、という施設が多いのですが、ズボラな人は手術記録を書かずに溜め込み、カンファレンスの前日になって必死で数件の手術記録を書いていたりします。記憶が薄れている上、直前に焦って書くため完成度も低くなりがちなので、これは避けた方がよいでしょう。

　私が医学生や研修医だった頃は、オペレコの作成ほど、その目的が理解しにくい仕事はありませんでした。手術は動画として記録すればいつでも振り返ることができますし、術式を箇条書きにしてカルテに記録し

ておけば、それ以上の情報はいらないと思っていたからです。ところが、外科医になると、オペレコの重要性が分かってきます。

オペレコの大切な目的は大きく分けて二つあります。

一つは、**手術に関する情報がのちに参照しやすいこと**、もう一つは、**オペレコを書くこと自体が外科医の技術の向上につながる**ことです。

オペレコのスケッチは、実物の写真や動画に比べると、外科医の目を通して重要な部分がデフォルメされます。腫瘍の位置や大きさ、色調、腹腔内の病変の広がりなど、特徴的な部分が強調して表現されるため、後で見た時に、医学的に大切な情報がインプットしやすくなります。よって、手術動画を最初から最後までべったり見るより手術の流れや所見を振り返りやすく、次の手術に生かせるポイントも抽出しやすいという利点があります。ちょうど、人物写真より、その人物の特徴を上手く捉えた似顔絵を見る方が、どんな顔の人かを認識しやすいことに似ています。

また、こうした情報は、その患者をもう一度手術しなければならない場面で生きてきます。外科においては、同じ患者に二度、三度と繰り返し手術することは少なくありません。むろん術後合併症によって術後短期間の間に再手術、というケースであれば、同じ医師が記憶の新しいうちに手術することになるため、問題はありません。しかし、年月を経てから別の医師が手術する場面では、必ず過去の手術のオペレコを参照することになります。

この時、丁寧なスケッチとともにオペレコがきっちり残っていれば、それを参照することで、体内の様子を術前にある程度予測でき、手術の戦略を立てやすくなります。

例えば、

「どの部位に強い癒着が予想されるか」

「どの部分のリンパ節が郭清されずに残っているか」

「どの血管が処理されているか」

「どんなふうに消化管が再建されているのか」

といったポイントは、単なるカルテ記録よりオペレコを見た方が判断しやすいことが多く、こうした情報が術式と術中の戦略を左右します。

予想される癒着部位によっては開腹創の位置を変える必要がありますし、一度リンパ節郭清が行われた領域に再度アプローチしなくてはならないと分かれば、癒着等で手術の難度が上がる可能性を考慮して、手術の布陣を考え直したり、手術時間の申し込みを長めに設定することも可能です。

手術において、「前回の手術がどうであったか」は、極めて重要な情報なのです。オペレコは、**手術当時の状況を、実際に手術に入った外科医の視点を通して伺い知ることのできる、非常に有用な診療記録**です。

さて、もう一つのオペレコの重要なポイントが、「外科医の技術の向上に寄与する」という点です。

外科医になって手術を執刀させてもらい、「予定通り上手くいった」という感覚があっても、いざ術後にオペレコを書こうとすると、手が止まってしまうことがあります。手術の流れや解剖を十分に理解しているつもりだったのに、いざスケッチにしようと思うと上手く描けないのです。「分かっていないのに分かっているつもりになっていた」ということです。表面的な理解だけでは、絵としてアウトプットできないのです。

有能な指導医が前立ちの立場で手術をマネジメントすると、術者がビギナーであっても手術は上手くいきます。術者は、あたかも自分が上手くなったような気持ちにさせてもらえるのです。しかし、手術に対するフィードバックを行わないままでは、「できたつもり」で技術の進歩はありません。オペレコを書こうとすれば、「自分がきっちり理解できていた部分」と「あまり理解はできていなかったが一応手は動かせた部分」の境界が明確になります。そうすることが、理解できていなかった部分を

中心に手術書を見直したり、手術動画を見直したりするきっかけとなり、**手術に対する理解を深めることができる**のです。オペレコは、こういう形で技術の上達に寄与する、という重要な役割を担っています。

> ### コラム
> ### 「オペレコにおすすめのグッズ」
>
> 　私は幼少期にお絵かき教室に数年通った経験があり、絵を描くのは、どちらかというと得意な方です。私が運営している医療情報サイトやInstagramでも、自作のイラストを公開して患者に役立つ情報を発信しています。例えば、点滴の仕組みについて書いた記事で使ったイラストが以下の通り（図1）。
>
>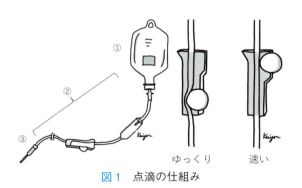
>
> 図1　点滴の仕組み
>
> 　「素人の割には上手な方ではないか？」とこっそり自負しているのですが、実は絵が得意でない人でも、専用のツールを使えば意外と簡単に上手な絵を描くことができます。
> 　これらのイラストは、iPad Proと専用のスタイラスペンであるApple Pencilを使って描いたもの。素人でも簡単にこうした絵が描けるので、

オペレコにはおすすめです。

一方、紙にちゃんと手描きしたい、という人もいるでしょう。

その場合におすすめなのが、専用ラバーでこすると消える色鉛筆（図2）と太めの黒い水性ペンです。

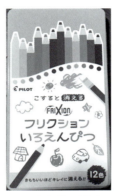

図2　手描きにおすすめの色鉛筆（現在は生産終了。後継品としてフリクションカラードペンシル12色セットがある）

この色鉛筆は、私が卒後4年目の頃に、尊敬する先輩医師からもらったもの。鉛筆のお尻についた専用ラバーでこすると色が消えるという優れものです。色鉛筆は普通の消しゴムでは簡単に消えないため、間違えた時に修正しにくいのがネックですが、この色鉛筆は専用ラバーでこすると熱で消える仕組みになっています。

まだオペレコを書き慣れていない人にはおすすめの商品です。

もう一つ、便利なのが太めの黒い水性ペン。絵を描く時は、輪郭が太い方が綺麗に見えやすくなります。以下の図3、4は私が卒後4年目の頃に描いたオペレコなのですが、輪郭がはっきりしているため、全体のメリハリがつき、情報が受け取りやすいことが分かるのではないでしょうか。

第 2 章　外科医はどんな仕事をしているか？

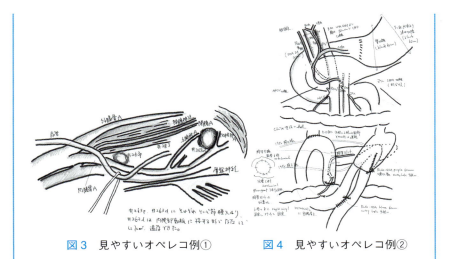

図 3　見やすいオペレコ例①　　図 4　見やすいオペレコ例②

　病院によっては、外科志望の研修医であればローテート中にオペレコを書くよう指導されることもあります。ぜひこのコラムを参考にしてください。

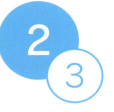

1日の流れ（外来日）

　外科医の仕事を語る時は、どうしても「手術」にスポットが当たりがちですが、「外来」も重要な仕事の一つです。

　通常1週間に1日（複数日に外来をする外科医もいますが）、外来日が決まっています。病院によって診療する患者数は異なりますが、大きな病院なら、医師が一人で1日に50人近くを診療する、というケースもあります。

　手術と違うのは、途中で短時間の休憩を細切れにとることが可能、という点です。

　予約患者数が多くて多忙になることが事前に予想されれば、外来診察室に飲み物や軽食を持ち込めます。

　「飲まず食わずで朝から晩まで外来でしたよ！」と不満をあらわにする後輩医師に時々出会いますが、私は「それは単に準備不足だから気をつけた方がいいよ」と指摘します。パンとお茶でも持ち込んでおけば、合間でパソコンを操りながら口にパンを放り込むことができます。

　合間を縫って軽食と水分を摂って午後の仕事のパフォーマンスを上げる方が患者にとっても安全ですし、これもある意味、外来業務の一貫です。

　また、手術中と違って外来中はPHSでの応対は可能なので、病棟から電話連絡を受けることができます。電子カルテであれば外来からオーダーをすることも可能です。ひとたび手術に入ると身動きがとれなくなることに比べれば、多少は自由に動けるのが外来業務です。

さて、外科外来で担当する患者は、以下の3種類に分類することができます。

①新患

②定期フォロー中の患者

③他科からの紹介患者

順に解説していきましょう。

①新患

自分の外来に初めてやってくる患者のことです。何らかの症状があり、その日に自力で受診するパターンと、クリニックや他の病院から紹介されてくるパターンがあります。

その日に初めて出会う患者なので、定期的に通う患者よりは診療に時間がかかります。じっくり診察し、検査や治療の必要性を丁寧に説明しなければなりません。後日手術が必要な場合は、手術に向けて必要な検査をオーダーし、手術枠を確認し、手術までにどのくらいの待ち時間が発生しそうか、おおよそのタイムスケジュールも患者に説明します。

クリニックから紹介されてくるパターンでは、すでに何らかの検査を行っていて、その所見が同封されているケースも多くあります。その場合は検査結果を確認し、その所見について改めて解説しながら、次に必要な検査や治療について説明することになります。

新患の人数は日によって異なりますが、多ければ多いほど診療は予定通りに進まず、外来は混雑しがちです。クリニックからの紹介であれば、事前に事務を通して予約が取得されているケースもあり、場合によってはFAXされてきた紹介状を前もって閲覧できることもあります。

しかし病院に自力でやってくる、いわゆる「一見さん」の場合は、予約枠がすでに埋まった状態のところに無理やり割り込ませる形で診るし

かありません。おまけに上述の通り、定期的に通院する患者よりやるべきことが多いため、タイムスケジュールの管理が難しくなります。

　また、初めて会う患者の場合、これまでに何度も会っている患者と違い、お互いに信頼関係がまだできておらず、医師側も患者の性格を十分に把握していません。患者の中には、待ち時間が長いことに対し、会う前からすでに怒っているケースもあり、これによって余計に時間がかかってしまうこともあります。

　このように、なかなかにストレスが多いのが新患の外来です。

　ただし、他の科に比べると外科は新患がやや少なめな傾向があります。大規模な病院では特に、受診時に患者の症状に合わせて事務レベルで受診すべき科を振り分けることが多いのですが、外科が選ばれるのは主に「手術が必要となるかもしれない」と判断されるケースです。内科的に対応可能な症状が多いことを考えれば、この種の「外来の大変さ」はむしろ、内科医の方が強く実感しているかもしれません。

②定期フォロー中の患者

　外科医の外来で大半を占めるのが、このパターンです。外科外来に定期的に通う患者の多くは術後の患者です。消化器外科であれば、特に癌の術後の患者が多くいます。

　消化器癌に限らず多くの癌がそうですが、術後はガイドラインに従って一定期間通院してもらうケースが一般的です。消化器癌であれば、およそ３カ月〜半年に１回の通院を５年間続けてもらう、というパターンが最も多いでしょう。

　むろん、途中で再発が見つかったり、手術に関連する合併症が起こったりした場合はその限りではありません。また、再発すれば、もう一度手術が必要なケースもありますし、化学療法を開始すべきケースもあり

ます。

　こうして追加で治療が必要なケースでは、通院期間や通院頻度は予定通りとはならず、総じて外来患者数は右肩上がりに伸びていくのが一般的です。

　なお、化学療法を外科医が行う病院もあれば、腫瘍内科医が行う病院もあります。化学療法中の患者の場合は、来院時に血液検査を受けてもらい、その結果を見てその日の化学療法が施行可能かどうか判断し、薬剤部で用意された化学療法のオーダーを確定させる、というステップが必要となります。外科医が担当する場合は、これを外来中に行うことになります。

　また、化学療法中の患者が通院する場合、副作用のマネジメントも大切です。診察時、重度の皮疹が出現している、嘔気や全身倦怠感などの症状が強い、といった副作用が認められた時は、抗がん剤の投与量を減量するか、その日の投与を中止にするか、投与間隔を広くとるかなどの判断が求められます。

　もし副作用として皮疹が出現していれば、自分の科で外用薬を処方して対応可能なのか、皮膚科に紹介が必要か、といった判断も必要です。化学療法を担当する場合は、何かと仕事量が多くなりがちです。

　（※化学療法は専門性が高く、副作用のマネジメントも難しいため、近年では「外科医が片手間にやるべきではない」という腫瘍内科医からの意見をよく聞きます。これは全くその通りで、化学療法は化学療法のプロフェッショナルに担当してもらう方がクオリティを維持しやすいでしょう。ただ、病院によっては腫瘍内科医が常駐していないところもあり、現実的にはまだ完全な分業が難しい病院が多いのが実情ではないかと思います）

　一方、定期フォロー中で、特に問題なく順調に経過している患者が多

い時は、比較的スムーズに外来は進んでいきます。CTや内視鏡検査など、術後に必要な検査の種類やタイミングはガイドラインで決まっているため、特別な理由がある場合を除き、ガイドライン通りに検査をオーダーしていくことになります。

そしてガイドラインに定められた年数が経過すると通院は終了となります。

ただ、中には外来に継続して通いたいと言う患者もいます。新たに癌の手術をして定期フォローに加わる患者が日々増えていく以上、こうした希望を受け入れていると外来がパンクしてしまいます。経過に問題がなければ、このことをきっちり説明して理解してもらい、かかりつけ医に引き継ぐ、などの対処が必要となります。

③他科からの紹介患者

他科に入院中の患者が外科疾患を発症し、紹介されてくるパターンです。

入院中に吐血や下血などがあって、消化管に悪性腫瘍が見つかる、というケースや、入院中に腹痛を訴え、精査の結果、急性虫垂炎だと分かるなど、比較的急ぎの対応が必要となる場合もありますが、それより圧倒的に多いのは、痔核などの肛門疾患や、鼠径ヘルニアのような軽症の疾患です。

外来に来てもらって外来診察室で診療することもあれば、移動が難しい患者の場合は、外来が一通り終わってから病室まで診察しに行くこともあります。

他科の医師にとっては、こうした他科疾患は自科の疾患治療の妨げとなるため、軽症であっても専門家にしっかり診てもらった方がよいという発想があり、紹介件数も比較的多くなります。むろん、これはわれわ

第2章　外科医はどんな仕事をしているか？

れ外科医が他の科に紹介する時も同じです。

　軽症の疾患であれば、すぐに手術が必要であることの方が少なく、入院すべき理由になっている当該科の疾患をきっちり治療し、退院後に改めて予約を取るのが一般的です。

　一方、比較的急ぎの手術が求められるケースもあり、この場合は、患者や患者家族と相談の上、手術日程をその場で調整することになります。

　急性虫垂炎や急性胆嚢炎、消化管穿孔などの急性疾患を他科入院中に発症し、緊急手術が必要となるケースでは、一時的に外科に転科することになります。

　手術と同様、外科医にとっては外来もなかなか大変な仕事です。

コ ラ ム

「執刀医という言葉には誤解が多い」

　外科医は「技術がものをいう」のは間違いありませんが、「執刀医」として手術の中心で手を動かす外科医が最も技術が優れているからといって手術が上手くいくとは限りません。

　逆に執刀医がビギナーであっても、前立ちが有能な指導医であれば、いわゆる「ここ掘れワンワン」のような状態で、手術がスムーズに進行していきます。

　また手術が難渋し、なかなか前に進まなくなった時、部長クラスの医師がオペ室にやってきて指導に入った途端に道が開ける、ということも私たちはよく経験します。

　一方、患者の立場からすると、医療ドラマの影響もあって「執刀医が最も有能」というイメージが刷り込まれています。ドラマでは、「天才外科医はいつも執刀医、それ以外の助手たちは凡庸」というのがステレオタイプだからです。

79

こういう誤解は、実は患者と外科医との間のトラブルの火種になることもあります。

　以前ある病院で、有名教授に執刀を依頼したにもかかわらず、実際には別の医師が執刀したとして、患者側が損害賠償を求めて提訴したというニュースがありました。

　訴訟のきっかけとなったのは、術後短期間で患者が亡くなったことです。

　また「術前に外来で教授が執刀を約束したこと」が患者の誤解をさらに助長していると考えられました。

　術後合併症は防がねばならないことだとはいえ、合併症をゼロにはできない以上、誰が執刀しても重度の合併症は一定の確率で起こってしまいます。

　事前にこれを十分に説明した上で、執刀医を指定して希望する患者には、上述の「執刀」という言葉に対する患者の誤解を解いておく必要があると思います。

　実際、一つの手術にはさまざまな局面があり、それぞれの局面に応じて手術中に柔軟に布陣を変えることもよくあります。

　例えば、三人の医師で手術を行うなら、「執刀医」「第一助手」「第二助手」という三つの配役が、手術を通して一定ではないのは、外科医にとっては常識です。

　しかもそれは、医師らの力量や経験値、患者の病気の進行度、体型、出血のしやすさなどによっても大きく異なります。

　実際、腹腔鏡による胃癌手術や大腸癌手術には、第一助手が執刀医より熟練した医師である方がよい局面が多くあります。なぜなら、腹腔鏡手術では往々にして、術野の「場を展開する」という第一助手の仕事の方が、執刀医より高度な技術を求められる場面が多いからです。

第２章　外科医はどんな仕事をしているか？

　こうした手術の仕組みは、一般にはほとんど知られていません。

　患者に説明する時、私は野球やサッカーのようなチーム競技に例える
こともあります。

　序盤で試合がまだ動いていない時、中盤で試合が拮抗し始めた時、終
盤で勝負がほぼ決まりつつある時、それぞれの局面でどの選手を使うの
がよいかは違います。しかもそれは、相手チームの力量や布陣、天候の
変化などの条件に応じて柔軟に変えなければならないし、むしろその柔
軟性が勝利の可能性を高めます。

　手術もこれと似ている、というわけです。

　「最も熟練したベテラン医師が最初から最後まで『執刀医』の立場であ
ることが手術の成功率を最も高めるとは限らない」ということは、術前
の段階できっちり説明する必要があります。合併症が起こってしまって
からでは全くもって遅いでしょう。

　そして原則、誰が執刀するかは病院側に任せてしまった方が、患者に
とってはプラスである可能性が高い、ということを知っていただく必要
もあると私は思います。

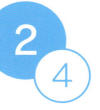

外科医の
トレーニングとは？

　医師の仕事は、労働と自己研鑽の区別が難しいとされ、これがしばしば医師の時間外労働について議論する時に問題となります。

　例えば、患者により良い治療を提供するため、論文を検索して読み込むことは、間接的には治療の一貫と見なすことは可能ですが、労働時間とは見なされないことが一般的です。

　外科医であれば、技術のトレーニングもそれに当たるでしょう。

　ビギナーの頃はよく指導医から、

「患者で練習するな！」

と叱られるものです。当然ながら、手術中以外の時間を使って技術の研鑽を積む必要があります。

　これは手術のクオリティを高め、患者に対するより良い治療の実現につながる「自己研鑽」と言えるでしょう。

　さて、では外科医はどんなトレーニングを積んでいるのでしょうか？

　外科に興味を持つ医学生や研修医には必ず知っておいてほしいポイントなので、この章で詳しく説明しておきましょう。

　まず、私たちが行う手術のトレーニングに含まれる行為には、以下の3種類があります。

　・手を動かす練習（糸結びや縫合、ドライボックスでのトレーニング）

　・手術動画の閲覧

　・学会や研究会の参加

　順に説明していきます。

手を動かす練習

外科医にとって糸結びの練習は欠かせません。一つの手術で、何百回と糸結びをするため、一つ一つに時間がかかっていると、その積み重ねで手術時間が延長し、手術のリズムも悪くなります。

また、手術に入ると突然、

「ここ結んでみろ」

という指示が飛んでくることがあるため、本番に備えて手が勝手に動くほど鍛錬を積んでおかなくてはなりません。

しかも、手術中の糸結びは、自分の手が無影灯に煌々と照らされ、周囲からじっと見つめられる中、手袋をした状態で行います。普段の練習時よりも数段難しくなると思った方がよいでしょう。

外科志望であれば、研修医の段階から繰り返し糸結びの練習を行っておくことをおすすめします。

糸結びの方法は数種類ありますが、外科医によって好みがあります。

いずれが正解というわけではないのですが、最初に覚えた方法が手に染み付くものですので、変な癖がつかないよう、最初から先輩医師に何度か直接指導を仰ぐのが望ましいでしょう。

ちなみに外科医が糸結びのトレーニングをしている、というネタは最近の医療ドラマでもよく扱われるようになり、一般にも周知されています。

2018 年に放送された「ブラックペアン」では、主人公の外科医が努力家で、自宅の部屋の壁が大量の糸結びの跡で覆われている、という描写すらあったほどです。

なお、糸は手術の際に余ったものを看護師からもらうようにし、いつでも練習できるようストックしておきましょう（図 5）。

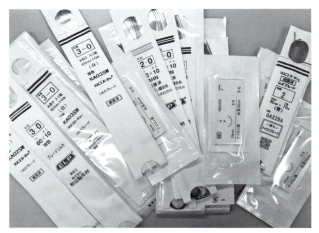

図5　練習用の縫合糸

　続いて、練習が必要な手技としては縫合があります。
　こちらも、手術中に余った針付きの糸をもらっておき、ティッシュなどを使って縫い合わせる練習をします。
　私が自宅で行っているのは、手袋とルーペをつけて、本番さながらに縫合する、という方法。
　自宅では本番の緊張感が全くないため、意外にサクサクできてしまうことが多いのですが、ルーペと手袋をつけると少し肩の力が入って練習の質が上がる気がしています。
　また、研修医の時は、救急外来に軽症の切創や裂創の患者が来院した時に呼んでもらうという方法もあります。
　救急での軽症外傷であれば、もともと研修医をはじめ若手が行うことが一般的なため、患者側からも理解が得られやすいでしょう。
　むろん、小児の外傷や、形成外科医に任せた方がいいような顔面の複雑な外傷は、当然のことながらこれには含みません。

さらに、腹腔鏡下での縫合結紮練習も非常に重要です。

ドライボックス（図6）で、腹腔鏡用の持針器を用いて縫合結紮を行います。実際の手術で先輩医師らが腹腔鏡下で縫合結紮をスムーズにしているのを見て、自分もできそうだと思ってドライボックスでやってみると、いきなり衝撃を受けます。全くもって手が動かないからです。

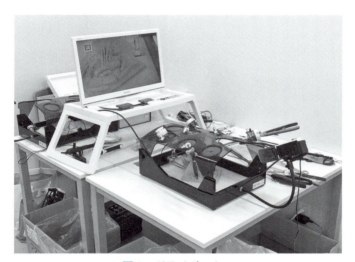

図6　ドライボックス

開腹手術と違って2Dなので、奥行きの感覚がなく、持針器で針を持つところからまず苦労します。ようやく針を正しい方向で持てたと思っても、これを右手で適切な角度で刺入し、左手で針を受け取る、という作業にも難渋します。

さらに、糸を結ぶ作業になると、イライラが絶頂に達してしまうほど上手くいきません。

そしてドライボックスである程度できるようになっても、本番では角度や針の動かせる範囲に制限があって一段と難しくなります。

手術中に縫合結紮で手間取ると、画面をじっと見つめる看護師から、「遅い・・・」と言わんばかりにため息をつかれることもあるため、入念なトレーニングが必要です。

　むろん誰もが繰り返し何度も練習するうちにできるようになるのですが、研修医の最初の段階でこの難しさを体感しておくとよいでしょう。

　外科をローテートする時は、一度だけでも触ってみて、「いつかこれができるようにならなければならない」と認識しておくだけでも意味があります。

　また、ブタを使ったトレーニングコースも各地で開かれています。

　私もこれまで同僚数人と指導医と一緒に何度か参加したことがあります。

　獣医師がブタに全身麻酔をかけてくれ、実際にヒトに使うものと全く同じ手術器具を使って手術を行う練習です。

　ブタの内臓はヒトとは少し異なるものの本質的にはよく似ているので、非常によいトレーニングになります。

　私が以前勤めていた病院では、腹腔鏡手術を看護師にも体験してもらうため、動物でのトレーニングにオペ室看護師と外科医が一緒に行く企画が定期的にありました。看護師にも手術の難しさを体感してもらい、慣れないビギナーが鉗子を握っている時でも思わずイライラしてしまうことのないよう、という配慮もあります。

　ご遺体を使わせてもらって行う手術トレーニングもあります。

　ご遺体のことを「カダバー」と呼ぶため、これを「カダバートレーニング」と称することもあります。

　海外では教育目的で広く行われていますが、日本では2013年まで明確な実施基準がなかったこともあり、まだあまり普及していません。ガイ

第2章　外科医はどんな仕事をしているか？

ドラインの策定に伴い、全国的な普及が図られているところです。

　なお、メーカーや学会主催の結紮講習会なども定期的に開かれています。こうした院外での講習会に参加するのも、質の高いトレーニングができるためおすすめです。

　ちなみに、私の先輩医師で、鉤引きの時に指導医から「引きが足りない」と言われ続けたため、鉤引きの質を高めるために筋トレをしていた、という人がいます。結果的に、筋トレをしすぎたせいで疲労が溜まって手術中に力が入りづらくなり、余計に叱られたそうです。

　手術に筋力はそれほど必要なく、鉤引きではむしろ、適切なタイミングで適切な方向へ、適度な力で引くことが求められるため、筋トレまでは不要だろうと思います。

コラム

「外科医は両利きの方がいい？」

　私は外科医を目指す学生さんから、

　「外科医はどんな練習をしますか？」

　「今のうちからやっておくべきことはありますか？」

　といった質問を受けることがよくあります。

　外科医の仕事に興味を持ってくれるだけでも、大変喜ばしいものです。

　しかし、こう書くと身も蓋もないのですが、中高生が「今のうちにやっておくこと」は受験勉強以外にありません。何科を目指すに当たっても、最大の関門は医学部入試に他ならないからです。そもそも志望科など医学部に入っていろいろ学べばすぐに変わってしまいますし、もともと外科志望であっても、残念ながら内科志望に転向する人は多くいます。

　また外科医を志望するといっても、外科系の科は多岐にわたります。

87

消化器外科や心臓血管外科、呼吸器外科、脳神経外科、整形外科、泌尿器科、耳鼻咽喉科・頭頸部外科、産婦人科、形成外科、乳腺外科、眼科など、数え上げるときりがありません。

　それぞれに必要なトレーニングは違いますし、勉強すべきことも異なるでしょう。

　したがって、仕事の準備を始めるのは志望科が決まってからで全く問題ありません。

　かくいう私も、実は医学部5年〜6年生の頃に外科志望を決めた時、何かの役に立つと思って左手でご飯を食べていました。両利きの方が外科医になった時にきっと有利だろう、と考えたからです。結果的に、今では両手で食事ができるようになっているのですが、それが手術をする上で役に立ったと思うことはあまりありません。

　手術では、「利き手でない方の手をいかに上手く動かすか」は重要な要素であるには違いありませんが、手術中の左手の動かし方は、手術中にしか学ぶことはできません。

　左手で食事をする練習が唯一役に立ったと思ったのは、右肩を負傷して全身麻酔手術を受け、数カ月右腕にギプスをつけ、左手一本の生活を余儀なくされた時だけです。さすがにこの時だけは、昔の自分に感謝したものです。

手術動画から学ぶ

　手術動画の閲覧は、外科医にとって非常に重要なトレーニングの一つです。

　私が以前勤務していた病院では、手術動画が厳しく管理されており、医局のハードディスクに一つ、バックアップにもう一つ、さらにブルー

レイに焼いてファイルに入れて保管（図7）、と段階を踏んで保存されていました。

　動画にはさまざまな術式名が書かれ、固有の番号が付記され、その番号からエクセルファイルで該当する項目を見れば、「それがどんな病気に対する手術で、何を学ぶのに最適か」といったことが一目瞭然で分かるようになっていました（もちろん個人情報にも配慮した上で）（図8）。

　動画撮影は、腹腔鏡・胸腔鏡手術だけでなく開腹手術でも行われ、その画質に対してもかなり厳しいクオリティが求められました。

　私たち若手外科医が手術について学びたいと思った時に、目的の手術動画に簡単にアクセスすることができる、素晴らしい環境が整っていたのです。

　部長が、若手外科医の手術トレーニングにおける動画の有用性を重く見ていたからです。

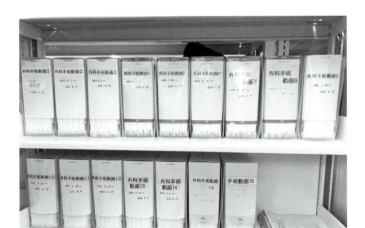

図7　手術動画をまとめてファイリングして保管

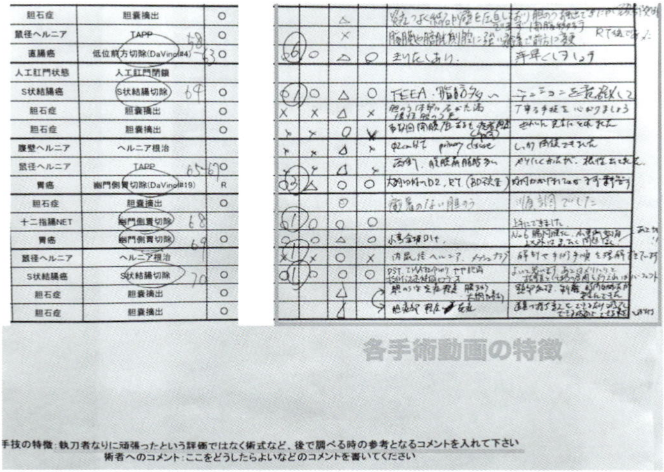

図 8　手術内容の記録

　手術前に、予定された術式の動画を事前に数本見てイメージを作っておくと、紙に書かれた手術書だけを使うより遥かに効率よく学べます。

　むろん細かな手順や解剖学的知識を順を追って把握するには、手術書の方が便利であるのは間違いありませんが、**動画では手術書には書かれていないような多くの重要な操作を閲覧できる**利点があります。

　例えば、

- ・腹部に皮切を加えて開腹する時、助手はどんな鑷子や鉗子をどんなタイミングで持っているか？
- ・術中の出血に対して、どんなデバイスをどんなふうに使い分けているか？
- ・腹腔鏡手術で、どの局面でカメラの角度はどうするのが望ましいか？

といったことは、手術書には細かく書かれていません。

病院によって細かなローカルルールが異なるケースもあります。こう

した注意点を、事前に動画を見て頭に入れておけば、手術の流れを把握しやすくなり、効率的にトレーニングできます。

　私自身は、事前に動画で手術を確認できると、手術書を読むより何倍もの速度で手術の流れが頭に入りやすいと思っています。

　また、手術が終われば手術動画を確認して復習ができます。この重要性については第1章で十分に解説したため、ここでは割愛します。

学会・研究会への参加

　学会や研究会に参加すると、全国の一流といわれる外科医の手術動画を惜しみなく見ることができます。発表する一流の医師が、たくさんの症例の中から聴衆が多くの学びを得られる症例を選んでくれているため、一つのお手本として、あるいは到達目標として動画を見ることができるのです。

　また、トラブルシューティングの実例を見ることも、大きな学びになります。突然の出血など、予期せぬトラブルに対して一流外科医はどのように対応しているのかを、動画で見る貴重な機会です。

　一人で動画を見るのと違って術者の解説付きなので、学べる部分がより多くなります。全国学会は年間を通して多数行われていますし、臓器や術式を限定した、メーカー協賛の小規模の研究会も各地で行われています。メーカーの方に情報提供を依頼するなどしておき、時間があれば積極的に参加するのがよいでしょう。

　ただし、学会などで発表される動画はあくまでダイジェストであり、見栄えのいいシーンや、学びの多いシーンを抜粋し、選択的に編集されています。動画を見ただけで習得した気持ちになり、いざ真似をしてやってみようとすると全く上手くいかない、ということもしばしばあります。

あくまで一つのヒントとして捉え、技術の向上は自力できっちりトレーニングするか、指導医から直接指導してもらうことでしか得られない、ということは忘れてはならないでしょう。

　また、自分で動画を編集し、学会や研究会で演題発表するのも非常に大切です。

　あらゆる先輩外科医が口を揃えて言うことですが、**自分で執刀した手術動画を編集する作業は、手術のどの部分が大切かを認識する上で非常に有用**です。また、自分では上手にできたと思った手術でも、発表用に編集しようとすると、上手くいかなかった部分がより浮き彫りになってきます。こうした**客観的なフィードバックをしながら編集作業を行うことによって、間違いなく技術は向上します。**

　また、手術動画を学会や研究会で発表すると、良い部分は評価してもらえ、悪い部分を第三者の視点で指摘してもらうことができます。思いも寄らない批判や忠告を受けることもありますが、これが次への教訓になります。

　若手でも手術動画が発表できるチャンスがないかどうかを調べ、積極的に発表することをおすすめします。

　なお、具体的にどんな学会があるのか、についてはのちの章で解説します。

　ちなみに私の経験をカウントしてみると、大学院に戻る前の7年間で、国際学会で1回（欧州内視鏡外科学会；EAES）、全国学会で6回、地方の小規模の研究会で11回、手術動画で発表をしています（自分の発表は全て細かく業績としてまとめていますが、これについては後述します）。

　私の所属する医局では、若手が手術動画を発表して審査員が審査し、上位三人が表彰される、というコンテストが年に2回開かれています。先輩方がそこで発表し、賞をとる姿を見て、自分もいつかはあの舞台で発表したい、と熱心にトレーニングするようになりました。若手の意欲

がかり立てられる、私の大好きな研究会の一つです。

　私もこの研究会で一度発表し、銅賞をもらったことがあります。

　むろんこのように多数の発表ができるというのは、私に手術経験を豊富に積ませてくれ、かつそれを学会発表（図9）することを許してくれた指導医の先生方、そして学会発表で日常臨床に穴を開けることを許してくれた先生方のおかげ以外の何物でもありません。

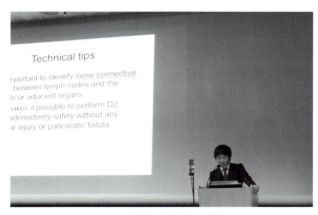

図9　学会で発表する筆者

　このように、外科医になると動画編集の技術は必須になります。動画編集ソフトウェアを使えば誰でもできるのですが、学会発表前に苦労しないよう、早いうちから操作に慣れておくのがおすすめです。

　私はmacユーザーですが、macであれば、購入時からデフォルトでiMovieという動画編集ソフトが無料で付いています（図10）。簡易的なソフトですが、学会での手術動画発表には耐えうるレベルの機能を備えており、無料とは思えないほど操作性も良好です。macのソフトらしく直感的に操作が可能なインターフェースであり、使用している人が多いため、疑問があればネットで調べれば答えはすぐに分かります。圧倒的

におすすめのソフトです。

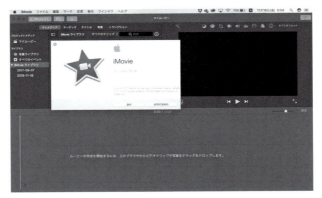

図 10　iMovie の操作画面

　ただ、iMovie を使っているうちに、テロップを任意の位置に挿入したり、三つ以上の画面を同時に出したり、といった洒落た演出がしたくなってきます。iMovie は、このような応用は効かないベーシックなソフトなので、物足りなくなった場合は、Final Cut Pro という上位ソフトを購入するのがおすすめです。画像編集のプロも使用するという本格的な動画編集ソフトでありながら、価格は 3 万円台と安く、iMovie に使い慣れていれば比較的容易に使うことができます。

　iMovie と同じく、トラブルシューティングについてはネット上に答えが大量に用意されていて困ることはありません。私は Apple の回し者でも何でもありませんが、もしあなたが mac ユーザーであれば、強くおすすめしたいソフトです。

第2章　外科医はどんな仕事をしているか？

コラム

「研修医がよく間違える外科関連の用語」

研修医の先生がよく間違えている、あるいは私が研修医の頃に間違って覚えていた、外科領域でよく使う用語について解説してみようと思います。

・下血と血便

下血は「黒色便・タール便」、血便は「鮮血便」のことです。つまり、下血は主に上部消化管出血、血便は下部消化管出血のことを指すのが一般的です。しかしこれを混同して使っている医療者は非常に多くいます。おそらく最もよく見るのは、鮮血が出ているのに「下血」と言ってしまうケースです。

「内科診断学　第3版」（医学書院、2016）には、

「下血は、黒色のタール便（melena）のみに使用し、鮮血に近い血便（hematochezia または bloody stool）と区別して使用する」

としっかり明記してありますし、「朝倉内科学　第11版」（朝倉書店、2017）にも、

「下血は血液により黒色やタール様になった便を肛門より排泄することと定義される。血便とは糞便中に新鮮血が混入あるいは便の表面に付着したり、新鮮血そのものを排出することである」

と書かれてあります。これらの正しい定義をきっちり守って記載すべきでしょう。

むしろ誤解を招く下血や血便という言葉を使うより、黒色便や鮮血便という言葉を使う方がよい、とも言えます。黒色便は鮮血便より通常緊急性を要しますし、正確な病態把握のためにも、誰が見ても便の性状がわかる方法で記載すべきだと思います。

（注：ちなみに「朝倉内科学　第11版」には別の箇所に「臨床的には

95

下血は血便を包括して用いられる」という記載があるため、厳密には「下血」が完全に間違いとは言い切れません）

・M チューブ、マーゲンチューブ、NG チューブ

　これらもまた不適切な言葉で、同じモノを指す言葉があまりにも多くあります。ここに挙げたものの他、「セイラムサンプ」「ゼオン」などと商品名の一部で呼ばれることもあります。

　まず、M チューブとマーゲンチューブは同じですが、いずれも胃を意味するドイツ語の「マーゲン」と英語の「チューブ」を組み合わせて作った、実に奇妙な言葉です。細い管や棒を表すドイツ語「ゾンデ」を用いて「マーゲンゾンデ」とすればドイツ語で統一できますが、わざわざドイツ語を使用するのも変です。

　NG チューブも正確な医学用語ではないと思いますが、nasogastric（鼻から胃）という英単語に由来していて、鼻から胃内に留置したカテーテルの総称なので、通称として使用する分にはよいと思います（先端が十二指腸にある場合はどうするのか？　という疑問もありますが）。

　ただ、挿管中の患者なら口から挿入することもあるため（OG チューブ）、記載の際は注意が必要です。

　セイラムサンプチューブ® は、イレウスなどの際に、胃に溜まった排液を排出するための太めのダブルルーメンチューブの商品名です。外から空気を入れることで中の液体を外に出すことをサンプ効果と呼びます。

　セイラムサンプチューブ® であれば、青いルーメンが外から空気を取り込むルートで、太い透明のルーメンが液体を排出するルートになります。外から空気が入らないと効率的に液体は排出できないため、青い部分を切ったり結んだりしてはいけません。急須のフタについた小さな穴を塞ぐと、お茶が注げなくなるのと同じ理屈です。このチューブは経管栄養にも使用できますが、経管栄養だけが目的なら、太いダブルルーメ

ンである必要はありません。ゼオンENカテーテル®に代表される経管栄養用の細いチューブを入れればよいでしょう（EN は Enteral Nutrition でその名の通り）。

これを ED（Elemental Diet）チューブと呼ぶこともありますが、これも「通称」です。真に正確な医学用語を使うのであれば「経鼻胃管」と呼んでもよいかもしれません。そこに「減圧目的に」や「経腸栄養目的に」と目的も併記するとより分かりやすいでしょう。

・ストーマとイレオストミーとコロストミー

ストーマとは「瘻孔」のことですが、便宜的に「人工肛門」を指すのが一般的です。小腸（回腸）で作った人工肛門は「回腸人工肛門」、結腸で作った人工肛門は「結腸人工肛門」でよいのですが、これをイレオストミー、コロストミーと記載する人をよく見かけます。

「-stomy」とは「開口術、瘻孔を作る手術」を表す言葉です。したがって、ileostomy は回腸人工肛門造設術、colostomy は結腸人工肛門造設術です。これらはモノの名前ではなく、術式の名前です。

「イレオストミー造設」「右下腹部にイレオストミーあり」「イレオストミーより排液 500 mL あり」などの表現は不正確です。一方、「ストーマより」であれば間違いではありません。

ちなみに、同じ理屈で "PEG" は Percutaneous Endoscopic Gastrostomy（経皮的内視鏡的胃瘻造設術）の略ですので、「上腹部に PEG あり」「PEG より経腸栄養剤注入」は、表現として不適切、ということになります。

時に看護記録等で見かける「手術にて PEG 造設」などはもってのほか。手術をしたのか内視鏡下に造設したのか全く分からなくなります。

確かに、業界用語に関しては、スタッフ間で誤解がなく共通の認識があるなら、過度に正確性を要求する必要はないとは思います。しかし、

正式名称なのか商品名なのか、医学的に正確なのか誤りなのか、ということは認識しておいたほうがよいでしょう。また、正式な文書に書く場合は、正確な医学用語の記載を心がけるべきでしょう。

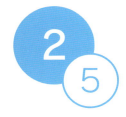

学会発表

　外科医の本分は手術ですが、手術だけしていれば外科医が務まる、というものではありません。多くの手術症例から得た知見を世に情報発信し、これを他の外科医にも役立ててもらうことができれば、より多くの患者にとって有益です。

　経験症例数が多ければ多いほど、それを「自らの技術の向上だけ」にしか生かさないのはもったいない、と言えるでしょう。

　また、新しい術式を導入したり、術後管理に新しい仕組みを取り入れる、といった変化があった時は、その前後で成績がどう変わるのか、きっちりデータとしてまとめ、発信する必要があります。

　こうした情報のおかげで、誰かがした失敗を他の誰かがもう一度しなくて済みますし、誰かが時間をかけて試行錯誤の末に得た成功があるなら、それと同じだけの試行錯誤を他の誰かがしなくて済むのです。

　まず、その情報発信として最も手軽なのが学会発表です。

外科医が行う学会発表

　前述の通り、私はこれまでに行った学会発表を全て記録しています。合計すると、大学院に戻る前の7年間で合計42件の学会発表を行っています（厳密には臨床研修2年間で発表は一度も行っていないため、5年間の合計）。手術に関する発表もあれば、データベースをまとめたものもあります。おそらく、学会発表数としては多い方でしょう。こうしたチャンスを与えてくれた指導医の方々には大変感謝しています。

そもそも、外科医が発表できる学会の種類は非常にたくさんあります。

　例えば消化器外科医である私が例年選ぶ代表的な学会を具体的に挙げてみると、

　・日本外科学会定期学術集会

　・日本消化器外科学会総会

　・日本肝胆膵外科学会学術集会

　・日本内視鏡外科学会総会

　・日本消化器関連学会週間（JDDW）

　・日本臨床外科学会総会

などがあります。全国規模の大きな学会だけでもかなりの数です（他に癌関連の学会なども含めると、ここに書ききれないほどたくさんの全国学会があります）。

　これらはいずれも 2〜4 日間に渡って行われる、大勢の外科医が全国から集まる学会です。

　さらに、地方会規模のものも多数あり、これらを全て加えると、相当な数の選択肢になります。海外で行われる外科系の国際学会も多数あり、チャンスはいくらでもあります。

　医学生や研修医からすると、学会発表のようなアカデミックな活動は内科医の仕事、と思うかもしれませんが、全くもってそんなことはありません。私の尊敬する腕の良い外科医たちの多くは、手術が上手いだけでなく、かなりの数の学会発表も精力的にこなしています。**外科医にとって学会発表は、手術の技術を磨くことと両輪をなす、非常に重要な仕事**だということは強調しておきたいと思います。

学会発表の種類は？

学会には、海外で行われる国際学会や全国規模の国内学会、地方会な

どの地域の学会がありますが、いずれも発表形式は大体同じです。

すなわち、口演とポスター発表です（ポスター発表は「示説（じせつ）」と称されることもあります）。

口演とはその名の通り、パワーポイントやキーノートでスライドを準備し、壇上に上がってスライドを提示しながら聴衆を相手にプレゼンをする、という形式の発表です。

演題には序列があり、主に大学病院や大規模な市中病院、ハイボリュームセンターなどの医師が選ばれて、大きなホールで大勢の聴衆を前に発表するような「シンポジウム」や「パネルディスカッション」「ワークショップ」などと呼ばれる上級演題から、「一般演題」などと呼ばれる、小さな部屋で少人数を相手に行われる演題もあります。

学会によっては研修医セッションが用意されているものもあります。これは外科系の学会に限らずあらゆる学会にある、研修医のみが応募できるセッションです。優秀者には賞が与えられる学会も多くあります。これを読む研修医には、ぜひチャレンジしてみてほしいと思います。

一方、ポスター発表とは、スライドではなくポスターを印刷して持参し、所定の場所に貼り付けておく、というものです。多くの場合、ポスター発表でもポスターの前で口頭でのプレゼンがあります。所定の時間になると、座長とそのセッションの発表者たちが聴衆とともにポスターの前を順にめぐり、ポスターを指しながら説明する、という形式です。いずれにしても、きっちりプレゼンの準備を整えておく必要があります。

国際学会の場合も同様のものが多いのですが、実は「ポスター貼りっぱなし」という学会も少なくありません。つまり、所定の時間帯にポスターの前に立っているよう学会側から指示があり、その間にポスターを閲覧しに来た医師からの質問に各自で答える、というタイプです。したがって、定められたプレゼンがあるわけではありません。実際こういう国際学会では、学会側の指示を守らない参加者も多く、所定の時間に

なっても指示通りにポスター前に律儀に立っているのは日本人だけ、というケースもあります。

ちなみに私はポスターの前で2時間ほど立っていて「質問ゼロ」という経験もありました。海外の医師に英語でディスカッションを求められると緊張しますが、一度も質問されないというのも寂しいものです。

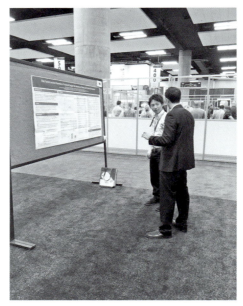

図11　海外でポスター質疑に答える著者

なお、ポスターセッションは学会会場においてかなりのスペースを占拠することになるため、地方で開かれる場合はスペースの確保が難しいケースもあります。

その場合は、e-poster（電子ポスター、デジタルポスター）という形で、長方形の画面に画像データを表示して発表するケースもあります。これだと紙資源は無駄になりませんし、学会会場へ大きな荷物を持ち込

む必要もないため、大変楽です。

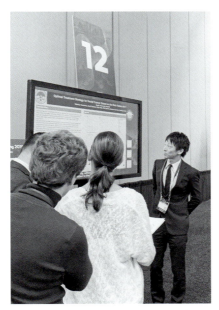

図12　e-posterで発表する筆者

　同じ疾患に対する手術であっても、その方法は大学ごとの派閥や施設によってかなり異なるため、学会に参加することでこうした情報交換ができる意義は大きいものです。
　自分の発表がなくても、聴衆として他の施設の手術方法や手術成績を聞き、自分の施設と比べることで、次の日からの診療に生かすことができます。
　持ち帰ることができるのは、技術や知識ばかりではありません。学会発表で他の施設が使用していたデバイスを見てその利便性を知り、学会に参加しているデバイスのメーカー担当者に話を聞き、学会から帰ってすぐにそのデバイスを試す、ということも可能です。

外科医の場合は術式に即座に反映できる情報が学会で得られることも多く、ある意味で「即効性」があります。その分、学会には非常に楽しく参加することができるのです。

学会への応募の仕方

　学会で発表するには、抄録の提出が必要です。

　発表内容の概要を、学会側が指定する文字数制限に合わせて（400字〜800字程度であることが多い）抄録としてまとめ、学会ホームページからオンラインで提出するのが一般的です。

　学会の半年ほど前に演題募集が始まるため、ホームページ上でこれを確認し、募集されている多数のテーマの中から自分が発表したいと思うものを選んで応募します。

　これを、学会主催の大学病院関係者が査読し、採用・不採用を決める、という仕組みになっています。

　どの演題を選んで発表するかについては、大きな病院であれば指導医が若手に割り振ってくれることも多いのですが、自分でも演題募集のタイミングでテーマを確認しておき、発表したいと思うものがあれば事前に指導医に打診しておくのもおすすめです。

　また、外科系の学会の場合は、動画発表が求められるセッションも多くあります。この場合は、自分が執刀した手術、あるいは指導医が執刀した手術の動画を編集して準備します。

　通常、数時間にわたる手術を5分〜10分程度のショートムービーにまとめることが求められるため、編集の過程で大事な部分をピックアップする必要があります。これによって、改めて手術の大事な場面を認識でき、技術の向上につながる、というのは前述した通りです。

　現在は、こうした動画は抄録の提出段階で求められることは少なく、

文章で抄録を提出し、動画は学会発表当日までに作成しておけば問題ありません。ただし、学会によっては動画ファイルを事前に学会ホームページからアップロードする必要があるものもあるため、どのような提出方法か事前によく確認してください。

　学会発表のテーマを決め、抄録を提出してから手術動画を撮影するというパターンもあります。その場合、編集後の完成系をイメージしながら手術を行うことになるため、よりメッセージを伝えやすい動画が撮れます。指導医がどういった観点で手術動画を作成しようとしているか、よく見て勉強するとよいでしょう。

抄録の準備の仕方

　抄録は、書き方のフォーマットが学会によって決まっています。学会ホームページの募集要項を見て、それに合わせる形で作成します。毎年同じ学会が同じ時期に開かれているため、前年に提出した先輩医師の抄録をもらって、それを真似するのもよいでしょう。

　特に、手術動画を発表するタイプの演題では、抄録の書き方が通常とは異なるため、事前に見本を見ておくのがおすすめです。

　抄録の締切を必ず事前に確認しておき、早めに作成して指導医に添削してもらいましょう。後述しますが、この抄録がのちの論文の abstractになるため、この時点でしっかり練っておくことが大切です。

　なお、国内の全国学会だけでなく国際学会もルールはほぼ同じです。締切に合わせて、オンライン上で抄録を登録するだけです。ただ、海外の学会の場合は抄録提出時に submission fee（投稿費）が必要なものもあるため、注意が必要です。

国際学会の心得

　私は、所属施設の部長を始め指導医に恵まれ、卒後4年目から多数の国際学会発表のチャンスを与えてもらいました。早いうちから国際学会で経験を積んだ方がよいという部長の方針もあり、私以外にも多くの若手医師が国際学会に積極的に応募していました。当時、国内の全国学会ですらまだ十分な経験を積んでいなかった私にとって、日本語が通じないコミュニティでの英語発表には不安しかなかったのですが、やってみるとそれほど大変でもないことに気づきました。もちろん海外の学会でネイティブ同士がディスカッションしているのを聞いてその意味を理解したり、そのディスカッションに自分も参戦したりすることは困難ですが、自分が壇上で発表するとなると意外に難しくありません。

　その理由としては、まず話す内容が決まりきっています。当然ながら発表内容はスライドや動画、ポスターで作成して事前に決めているため、発表中に予定外の発言を要求されるわけではありません。しかも、スライドを見ながら話すことができるため、途中で「何を話せばいいんだっけ？」と頭の中がまっ白になるようなこともありません。

　また、動画での発表の場合、手術映像はある意味共通言語のようなものなので、それを流すだけで情報はある程度聴衆に伝わっています。動画に、必要なメッセージをテキストで埋め込めば、動画を見せるだけでプレゼンが下手でも話が通じる、という安心感もあります。学会によっては、事前に音声まで動画に収録することを指示されるものもあり、そういうケースでは、動画を流しながらプレゼンターが壇上に無言で立っている、という少し不可思議な発表になります。

　「とはいえ、質疑応答になると困るんじゃないか？」と思う人もいるでしょう。確かに国際学会で最も不安になるのは質疑応答です。

　しかし、実際には質疑応答も「恐るるに足らず」です。

第2章　外科医はどんな仕事をしているか？

　まず、相手はこちらが英語を母国語としないノンネイティブであることを理解しているため、難解な言葉を使って質問する、ということはしません。相手も時間を無駄にしたくはありませんし、効率よく情報収集したいと思っている以上、こちらが困るような分かりにくい質問は最初から避けることが多いのです。英語が下手なプレゼンターであるほど、質問もゆっくり丁寧にしてくれますし、分からない時は聞き返せば何度でも話してくれます。時々、会場の前の方に座った日本人が分かりやすく訳してくれるなど、助け舟を出す光景を見ることもあります。

　ネイティブの発表を見ると思わず面食らってしまうのですが、自分の発表はそれだけ周囲の人もハードルを下げてくれるものです。

　ポスター発表の場合も同じで、日本のようにポスターをじっくり読み込んで質問する、ということはあまりなく、ポスターに書かれたことでも読まずに口頭で質問してくる、ということがよくあります。

　中には、「これはどんな研究についての発表ですか？」というアバウトな質問もあり、むしろ「外科手術について何でもいいから他の国の人とコミュニケーションを取りたい」というモチベーションの医師も多い印象です。特に同じくらいの年代の若手医師はそういう傾向があり、最終的にはポスターの前で研究とは全く関係のない話題で盛り上がる、ということもあります。

　日本の学会であれば、「もし聞き逃していたら申し訳ありませんが・・・」というのが質問時の決まり文句になっているほどに、「すでにプレゼンしたこと」や「ポスターにすでに書いてあること」を相手に質問するのは失礼、という風潮があるのですが、海外の学会ではそういった風潮はないように思います。相手の口から答えを聞いて積極的にディスカッションしたい、という思いが伝わってきます。

　以上のことから、環境が許すなら、ぜひ早いうちから指導医に相談し、国際学会での発表にチャレンジしてほしいと思います。

107

学会にかかる費用

　学会参加にはお金がかかります。必要なのは主に、交通費、宿泊費、学会参加費の三種類で、学会参加費は10000〜15000円が一般的です（たいてい研修医や医学生は半額程度のディスカウントがあります）。例えば東京在住で大阪の学会に1泊で参加するなら、これらの総額だけで5〜6万円近くになります。

　施設によっては、学会参加にかかった費用を補助してくれるところもありますが、医師の場合、基本的に学会発表の業績は個人に属するもの、という考えが強いことが多く、大半は自費です。

　私の以前の勤務先では、「年間10万円まで補助」という規則がありました。これだけでも助かるのですが、それでも10万円だと1〜2回の学会でほぼ全てを使い切るため、それ以後は全額自腹、となってしまいます。

　また、東京、大阪、神戸、名古屋、福岡など、交通の便が良い地域で行われるのは、日本外科学会定期学術集会や日本消化器関連学会週間などかなり大規模なものだけで、それ以外の多くは地方都市で行われるのが一般的です。各大学が持ち回りで主催するため、その大学がある地域で学会が開催されるためです。地方開催だと航空券も高くつきますし、都市部と違ってホテルの数が少ないため、会場近辺のホテルはすぐに予約がいっぱいになってしまい、会場から電車で数駅分離れたホテルを予約する、というパターンもよくあります。場合によっては都市部で行われるより遥かに高くつくこともあります。

　自分の知識と技術を磨くために教科書に惜しみなくお金を使うように、学会発表という経験と業績にも積極的にお金を使っていきたい、というのが私の考え方ですが、これに関しては個々人で価値観も異なるでしょう。学会では施設名を背負って発表する以上、施設の業績になると

も言えるため、もう少し施設から金銭的な補助があればありがたいのですが・・・。

「マイラーになっておこう！」

　医師になると、学会発表の機会が増え、学生時代より飛行機の利用がはるかに増えます。飛行機が苦手、という人は、どれだけ遠方でも何とか新幹線を乗り継いで行っているのですが、地方都市で行われる学会などは、やはり飛行機が圧倒的に速くて便利です。

　そういうこともあって、私は後輩医師には研修医の頃から「マイラーになっておこう」と助言しています。私はJALマイラーですが、JALを選んでいるのは、私が無類のハワイ好きで、関空からハワイへの直行便はJALしかないことが理由です。学会は将来的にどこで行われるか分からないため、仕事で使う行き先でJALかANAを選ぶことはできないのですが、プライベートで特定の便を使いたいという人は、それを判断基準にするのも一つの手です。

　マイルのたまるクレジットカードを手に入れたら、光熱費や携帯電話、インターネット通信費、家賃など全ての固定費をそのクレジットカードからの引き落としに統一します。最近ではクレジットカード払いができない費用の方が少なく、地域によっては市民税や自動車税、固定資産税などの税金もクレジットカード払いができます（常勤医師の場合、市民税は天引きが一般的ですが、希望すれば自分で払えます）。もちろん自動車保険や生命保険などの保険料の支払いも全て同じクレジットカードに統一します。

　さらにスマホの非接触型決済を利用し、その支払いも全て同じクレジットカードに統一しておきます。私はクイックペイをiPhoneに入れ、

コンビニやスーパー等での支払いを全て Apple Pay を介して行い、引き落としを固定の JAL カードにしています。さらに家族カードを発行し、妻の日々の買い物も全て同じカードでしてもらい、マイルの貯蓄を加速させます。

もちろん Amazon や楽天、各種ネットスーパー、ヤフオクやメルカリ、ふるさと納税など、ネットでの決済を全て同じカードで行うのは言うまでもありません。

最近では学会の年会費もクレジットカードに対応するものが増えているため、この支払いも全て同じマイレージカードを使います。

飛行機に乗る際にマイルを貯めるのは当然のことですが、こうした日々の買い物をマイルに変えていくことで、気づかないうちに膨大なマイルが貯まっていきます。学会出張が多いとはいえ、出張が多いサラリーマンに比べると、私たちの飛行機の利用回数は決して多くないため、いかに「陸マイラー」になるかが重要です。特に地方都市への航空券は高くつくことが多く、マイルを利用して特典航空券を購入すると、かなり大きな還元率になるため有利です（マイルを特典航空券に変換すると、1 マイルあたり 1.5〜5 円程度の価値があり、一般的なクレジットカードのポイントよりはるかに還元率が高くなります）。

なお、カードブランドを選ぶ際は少し悩むかもしれませんが、後述する論文の publication fee の支払いでクレジットカードを使うことが多く、ここで JCB が使えないケースを何度も経験しているため、JCB はあまりおすすめできません（VISA か MASTER CARD がおすすめ）。ただし、私のようにハワイ好きなら JCB は外せません。現地で日本語の分かるスタッフが駐在するラウンジでドリンクなどが無料で利用できたり、ワイキキエリアにある主要ホテルやショッピングスポットとホノルル最大のショッピングセンター「アラモアナ・センター」をつなぐ「ピンクライン」が無料で使えるなど、圧倒的な利便性を享受することができる

からです。

　最後はマニアックな趣味の話になってしまいましたが、ぜひ、マイラーになることをおすすめしたいと思います。

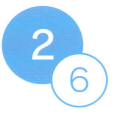

論文執筆

　医療ドラマでは、なぜか論文を書く外科医を嘲笑するくだりが多く、特に「論文に一生懸命になっている外科医は手術が下手で出世を第一に考える悪役」という描写が目立ちます。加えて、「主人公は手術の腕はピカイチで論文は全く書かない」というパターンが定番です。
　実際にはどうなのでしょうか？
　この章では、医学生や研修医向けに、外科医が論文を書く理由を説明し、論文の書き方を解説します。

「論文より手術」は本当？

　近年、外科系の医療ドラマでは、「主人公は手術で患者を救うことを優先し、論文など書かない」という描写をよく見ます。
　最近のドラマで言えば、「A LIFE」の沖田、「ドクターX」の大門、「ブラックペアン」の渡海は、完全にこのコンセプトの主人公です。
　「A LIFE」の沖田（木村拓哉）は、6000例もの手術をアメリカでこなし、鳴り物入りで日本に帰ってきた天才外科医でしたが、論文は一本も書いたことがないという設定でした。
　おまけに、主人公を取り巻く凡庸な外科医たちの中には必ず、手術より論文に血道を上げる外科医がいて、これがさも「格好悪い」かのような印象を視聴者に植えつけています。
　「ブラックペアン」でも、論文という業績を必死で求める教授に対して、
「論文で人を救えるんだったら世話ないよ」

第2章　外科医はどんな仕事をしているか？

　と言って馬鹿にする主人公の渡海（二宮和也）が「格好いい」イメージで描かれていました。

　ドラマでこの描写にこだわるのは、「論文は地位や名誉のため（つまり自分の利益のため）、手術は目の前の患者を救うため」という構図がドラマ的に分かりやすいからでしょう。もちろん、マンパワーの少ない病院で僻地医療を支えているような医師たちは、論文など書く暇はなく、目の前の患者を次々救っています（外科医に限らず）。

　しかし実際には、腕が一流で論文は一本も書いたことがない、という外科医は、ドラマでたびたび主人公として取り上げられるほど多くはないでしょう。それどころか、むしろ腕が一流の外科医ほど、論文もたくさん書いている傾向すらあります。

● 論文執筆にはお金も時間もかかる ●

　論文執筆は、外科医に限らず医師の仕事の一つです。しかし、どれほど論文を書いても給料は増えません。それどころか、論文執筆には結構お金がかかります。英文論文は、執筆後にネイティブによる校正サービスに出すことが多いのですが、この時に校正料金がかかります（長さにもよりますが一般に2〜4万円程度）。さらにpublication fee（出版費）もかかります。時々後輩医師の中に、「論文が掲載されればお金がもらえる」と誤解している人がいるのですが、もちろん逆です。自分が書いた論文を「雑誌に掲載してもらうためにお金を払う」のです。よって論文は、書けば書くほどお金は減っていきます。

　おまけに時間も減ります。論文執筆のような自己研鑽の時間は超過勤務としては計上されないため、ただただ自分の時間を無償で削っているだけ、ということになるわけです。私は病院に長居するのは好きではなく、自宅で執筆することも多いため、何のために論文執筆をしているの

113

か、明確な目的意識がないと決して継続できません。

　では、なぜ時間もお金も削って私たちは論文を書くのでしょうか？

　ドラマで表現されるように「出世のため」なのでしょうか？

医師が論文を書く理由

　外科医志望の方が読んでいることを想定し、外科での論文執筆の目的について書いてみます。

　外科医は、同じ病気に対して同じ手術を何十例、何百例と行っています。これだけデータが集まると、それらを解析することにより、

　・どんな手法を使えば術後合併症が少ないか？

　・術後どんな薬剤を使えば入院期間が短くなるか？

　・どんな手法を使えば術後の再発が少ないか？

といった、たくさんのクリニカルクエスチョンの答えを得ることができます。

　この知見をまとめ、論文にすることができれば、世界中の外科医と情報を共有することができます。目の前の患者を救うだけでなく、間接的に、他の国や他の病院の患者を救う一助となる可能性があるわけです。

　また、新しい術式や手術機器を導入した場合も、その結果をまとめて論文発表することは必須です。新しい機器の場合は、

　・どういうトラブルが起こりうるのか？

　・従来の方法と比べてどういうメリットがあるのか？

　・どういう患者に使うと有利なのか？

といった点を、多くの病院の外科医が「実際に使う前に知りたい」と思っています。

　パイオニアとして新しい機器や手法を試すチャンスを得た外科医は、それから得られた情報を最初に世に発信するのも一つの仕事、と言って

第2章 外科医はどんな仕事をしているか？

も過言ではないでしょう。

こうした情報発信が、無用なトラブルでリスクにさらされる患者を減らし、新しいデバイスからメリットが得られる患者の適切な選択に役立つのです。

これはもちろん、外科領域に限らずどんな分野でも同じことが言えます。出世という野心もあっていいのですが、たいていそれとは別のモチベーションで医師は論文を書いています。

先ほど、「腕が一流の外科医ほど論文もたくさん書いている」と書きましたが、一流の医師は、環境や指導者に恵まれたおかげで得た技術と経験を、後に続く他の医師や他の患者のために生かしたい、と考えるものです。腕が一流の医師が論文をたくさん書いているのは、こういうことが理由でしょう。

そしてこのように意識の高い医師は、当然ながらリーダー的な役職を任されやすくなります。**論文をたくさん書いたから出世して高い地位につけるというより、技術や向上心を兼ね備えたおかげで高い地位に選ばれた人が、結果として積み上げてきた論文という業績が多い**、ともいえるのかもしれません。

中には、単純に論文という業績だけを目的化して必死で努力できる医師もいるとは思いますが、やはり多くの人はそれだけでは長続きしません。

その先にある、**医療の質の向上を目指す強い信念と、論文の持つ意義を認識していない限り、論文を書き続けることなどできない**のです。

和文と英文はどちらがいい？

さて、では論文執筆の具体的な方法論を示します。

論文は、和文と英文いずれでも執筆することができます。しかし、和文論文は基本的に日本人しか読むことができないため、自分が得た情報

115

を広く発信するという目的では、英語で論文を書く必要があります。

　私自身も、論文を多数書いていた恩師から卒後 3 年目の時に、

　「和文論文はあくまで練習。英文論文を書かなくては意味がない」

　と言われ、その時から英文論文の執筆に取り掛かり始め、毎年最低 1〜2 本は英文論文を書いています。

　もちろん、日本人だけを対象に発信すべき情報もありますし、日本の雑誌に掲載されて多くの日本人に自分の論文を読んでもらうことも大切です。また、専門医資格の中には、和文論文で単位取得が可能なものも多くあります。こうした事情に応じて和文論文を書いた方がいいケースもあるため、「和文論文を書かなくてもよい」という意図はありません。

　ここでは、重要度がより高い、という観点から英文論文の執筆を想定して解説していきます。

論文が出版されるまで

　論文とはどのようなプロセスを経て出版されるのでしょうか？

　まず、医師が提出した論文を、雑誌の編集者（editor）が査読者（reviewer）に回すかどうかを決めます。査読者とは、論文を読んで却下（reject）するか採用（accept）を前提に修正指示を出すかを決める、審査員のような存在です。編集者が「査読者に回す価値なし」と判断すれば、その時点で却下となります。

　では、査読は誰がやっているのでしょうか。実は、その論文のテーマを専門領域とした、一介の医師がボランティアでやっています。誰を査読者にするかは編集者が決め、かつ一般的には匿名ですので、自分の論文が誰に回されるかは分かりません。ただ、多くの場合、査読者希望を投稿時に書けるため、「〇〇先生に査読されたい」「〇〇先生には査読されたくない」といった意思表示は可能です（希望が通るとは限りません

が）。

　ちなみに私にも査読が回ってきたことがあります。もちろん私のような若手に回ってくるのは権威ある雑誌の論文ではなく、多くは impact factor が 1〜3 点台程度の、自分がこれまで論文を採択されたことのある英文誌です。

　論文が採用されるかどうかは、この査読者の裁量によるところが大きく、査読者が厳しい人だとあっさり却下となりますし、似た内容でも「査読者運」がいいと、修正指示（revision）としてくれることもあります。そして複数の査読者の評価を編集者が加味して、結果を最終決定します。

　ちなみに、査読者はボランティアですので、一生懸命査読しても、一銭も給料は出ません。医学の発展に貢献したい思いと、自分の論文を無償で査読してくれた見知らぬ誰かへの恩返し、というつもりで誰もが参加しているのです（医学に限らずあらゆる論文はそうでしょう）。

論文の書き方

　「論文を書いた方がいい」と言われても、何をテーマに書けばいいのか分からない、という人も多いでしょう。そこで、論文のネタの選び方や論文の書き方についてまとめておきます。

　私は論文の専門家ではないため、あくまで若手外科医の立場から、現場で論文をどのように書いているかを医学生や研修医にお伝えします。エキスパートの先生が書く論文執筆のノウハウと比べれば、かなり基礎的な話ですので、気楽に読み進めてほしいと思います。

論文執筆の準備は学会発表

　論文を執筆する時は、学会発表を計画するのが先決です。なぜなら、

学会発表の演題募集一覧を見れば、テーマを決めるヒントが得られるからです。ゼロから論文のテーマを自分で考え出すよりは、選択肢があった方がはるかに決めやすくなります。そこで、学会発表に演題提出し、そのテーマをそのまま論文化する、という一連の流れを計画するところから始めるのがおすすめです。

例えば、直近の学会のホームページ（図13）を見て、「大腸癌による腸閉塞の治療戦略と工夫」というセッションに興味を持ったなら、病院で「腸閉塞で発見された大腸癌症例を集積すればよい」と分かります。

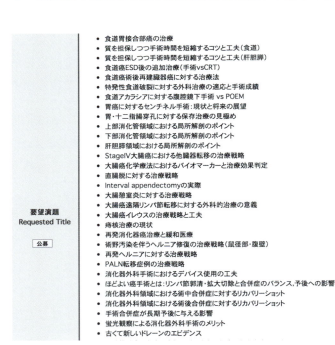

図13　要望演題一覧
（第74回日本消化器外科学会総会公式サイトより引用）

データを集積する際は、いきなり自力で症例を集めようとせず、まず

第2章　外科医はどんな仕事をしているか？

は自分の科にデータベースがあるかを確認した方がよいでしょう。実は、秘書などが丁寧なデータベースを構築しているのに、誰も使わず放置されている、ということが時々あるからです。もしかすると、「大腸癌患者 2000 年〜2017 年の全症例の患者背景と予後」などのデータをまとめてくれているかもしれません。

　次に、データベースがなければ、電子カルテからデータを出力できるかどうかを確認します。たいていの病院には「医療情報部」と呼ばれる、カルテデータを扱う部署があるため、そこに問い合わせるのがよいでしょう。

　仮にデータベースはなくても、「2000 年〜2017 年に大腸癌の病名で手術を行った患者」という条件を満たす患者リストを、入院日や手術日などカルテベースで得られるデータをエクセル化して出力してもらうことができる場合もあります。上述の例なら、ここから腸閉塞症例に絞ればよいことになります。これが可能ならデータベース作成作業の労力が半分くらいで済みます（もちろん通常業務の間を縫ってデータ出力をしてくれた医療情報部の方には深く御礼を言わなくてはなりません）。

　以上のことがいずれも不可能なら、その時点で初めて自作、つまり一人一人のカルテを開いてデータベースを作成することを考えます。

　データベース作成の際は、似たようなテーマの論文をいくつか参照し、どんな項目が必要か（年齢や性別は当然として、血液検査項目や画像所見なども）を確認しておくのが大切です。必ず、どの項目を集めるかを計画してから、症例集積するようにしましょう。目標は、「同じ人のカルテは二度以上開かない」ということ。一度開いたら、必要な情報は全て集めてしまうことが大切です。データ収集は最も時間がかかるものの、ここで間違いが生じた場合、そのデータを解析して得られた結果の全てに狂いが生じるため、慎重かつ効率的に行わなくてはなりません。

119

次に、統計ソフトを準備します。原著論文を書くにあたっては、統計ソフトがほぼ必須といえます（統計解析なしでデータを論文化しても、メッセージ性は乏しく accept は難しいのです）。統計ソフトが自分のパソコンに入っている、という人は問題ないのですが、そうでない人は、科内で使用できる統計ソフトがあるかどうかを確認しましょう。科としてライセンスを取得していて、病院のパソコンでなら使用できる、ということもあります。病院にもない、という場合は、次に大学医局員に統計ソフトのライセンスが配布される仕組みがないかを確認します。中には、大学医局に所属する医師にライセンスを配布しているところもあるため、大学医局に問い合わせてみるのも一つの手です。

　以上の全てに該当しない、という場合は、統計ソフトの購入が必要です。ただし、自費で購入する前に、指導医に、

「原著論文を書きたいので科として統計ソフトの購入を検討していただけませんか？」

　と相談してみるのがよいでしょう。購入してもらえるかどうかは、その科の台所事情によるのですが、統計ソフトを科内の医師が使えない環境に対し、学術的な改善を希望して叱られるようなことはないはずです。

　残念ながらそれが無理だった場合、最終的には自費で購入となります（高価ですが）。

　統計ソフトは JMP、SPSS など広く使用されているものを選ぶのがよいでしょう（図 14）。困った時に、トラブルシューティングの手段をネット検索したり、知人に聞いたりしやすいためです。

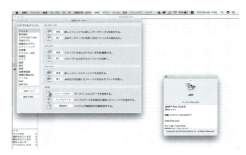

図 14　統計ソフト「JMP Pro」の操作画面

第2章　外科医はどんな仕事をしているか？

　なお、論文中で statistical analysis という項目を作って使用した統計ソフトを記載するのが一般的です。

学会用の抄録が abstract に

　ここまでできれば、学会の抄録作成に取りかかります。ここでのポイントは、日本語での抄録を作成すると同時にその抄録を英訳し、これを論文の abstract の原型にすることです。論文投稿の際は、投稿規定に書かれた abstract の語数制限に合わせることになりますが、この時点で大まかな形を作っておくと後で楽になります。学会によっては、英文抄録も同時に提出することが求められますが、この場合はこれが論文にそのまま使えます。

　また、抄録作成時には、ある程度詳細な解析を行うため、**ここで「抄録のための解析」で終わらせず、そのまま table と figure を作成してしまうのも重要なポイント**です。

　もしここで学会用の和文抄録だけを完成させて眠らせてしまうと、いざ論文を執筆しようとした時には内容を忘れていて、思い出すのにかえって時間がかかることになります。そうならないためにも、必ず抄録作成時にもう一手間かけておくのがポイントです。

　また、table や figure は、論文を見越して英語で作成しておくのも大切です。ここで table や figure が完成していれば、それをそのまま論文に使うことができます。同時に、この時点で abstract だけでなく、method と result も書くことができるため、一気にここまで書き上げてしまうのがよいでしょう。

　とにかく「思い出す手間」を最小限にするのが重要で、記憶が新しいうちにできることは全てやってしまう、ということが、効率よくスムーズに論文を執筆するコツなのです。

121

むろん、この時点で figure や table を作成しておくと、抄録提出から数カ月後に行うことになる学会発表時のスライド作成も楽になります。学会発表のスライドは、この英語の table や figure をそのまま使っても構わないからです。スライドの本文は日本語、figure や table は英語、という発表者は多くいますし、「日本語でなくてはならない」という学会を見たことはありません（逆に「全て英語でなくてはならない」というセッションはよく見かけますが）。

　ここまでできれば、次は学会発表の当日までに論文投稿を目指します。学会発表は抄録提出の半年以上先であることが一般的ですので、その間を一つの目標期間にするわけです。目標となる日程が明確になっている方が、より計画的に論文作成をすることができます。

　また、論文作成を学会発表前に終えておくことで、発表時の質疑応答に強くなる、という利点もあります。論文の introduction や discussion を書く際にさまざまな文献を参照し、発表テーマにかなり詳しくなっているからです。発表時に「何を聞かれても怖くない」という安心感を持って壇上に立つことができるでしょう。

　このように、学会発表に合わせて論文執筆をすることは、もはや「いいこと」しかありません。学会発表でせっかくデータをまとめたのに、論文化せずに放置してしまうと、時間が経てば経つほど手をつけるのが億劫になってきます。そしてそのまま「お蔵入り」となってしまうのは非常にもったいないことです。**「学会発表→論文化」を一つのルーチンワークにしてしまうことが、論文作成の重要なポイント**です（図 15）。

第2章 外科医はどんな仕事をしているか？

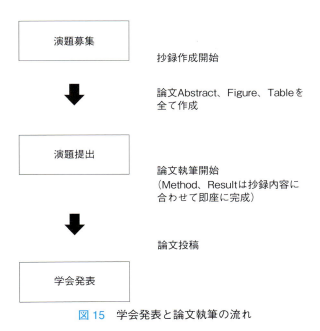

図15 学会発表と論文執筆の流れ

英語で文章を書く時のコツ

　そうはいっても、とにかく英語が苦手で、英語の文章などとても書けそうにない、という人も多いかもしれません。しかし、そういう人でもさして心配はいりません。論文投稿前には必ず英文校正に出すことになるからです（著者がネイティブと同等の英語力である場合を除いて）。英語が下手でも何とか書くことができれば、英文校正の過程でネイティブが洗練された表現に書き換えてくれます。

　英文校正に出す時は、下手な英語でもいいので、最低限「何が言いたいか」をネイティブが見て分かる書き方を目指すのがコツです。ひねった英語を使うと、言いたいことが伝わらず、英文校正で「意図がわからないので校正できない」というコメントをつけられる恐れがあります。

とにかく意図さえ伝われば、英文校正者が適切な英語に修正してくれます（もちろんこれを繰り返すうちに、英文校正に出しても修正箇所がわずか、というレベルまで上達していきます）。

そもそも、医学論文は小説やエッセイとは違い、表現に独創性は求められていません。むしろ型は決まっていますし、使う単語も自分の専門領域のものだけですので、毎度新たに表現を練り上げる苦労はありません。最初から、同じ領域の論文を参照して型を真似て書けばいいですし、2本目からは自分の書いた論文の型をそのままトレースできます。「英語は苦手でも英文論文は書ける」という人が多いのは、これが理由です。

おすすめはしないのですが、「英語が一文も書けないくらい苦手」という人は、日本語で書き、翻訳サービスを使って英語に翻訳してもらうという手もあります。私は使ったことはありませんが、知人でこの手法を使っている人を何人か知っています。高額ですが、英語で書けずに悩むようなら使ってみてもいいかもしれません。

どの雑誌に出すかを考える

論文をどんな雑誌に投稿すればいいのか悩む人は多いでしょう。投稿先については、まずは先輩医師に相談するのがおすすめです。どの程度の impact factor（以下 IF）を狙えるのかは、似た領域で論文を書いたことがある人に聞くのが最も簡単だからです。

ちなみに、「最初はやや背伸びをした高めの IF の雑誌に出し、徐々に下げていく」というのは常套手段ですが、初めて英文論文を書く時には、この方法はあまりおすすめできません。なぜなら、**ビギナーの頃は、reject で返って来た時にかなり精神的に消耗する**ためです。reject を数え切れないほど食らっているうちに「reject 慣れ」するのですが、ビギナーは最初にこれでモチベーションを完全に失うリスクがあります。ま

ず1本目はとにかく accept を目指し、その達成感を次の1本につなげることを私はおすすめしたいと思います。

よって、比較的通りやすい、背伸びしすぎない IF の雑誌を投稿先に選ぶのがよいでしょう（もちろん指導者が論文の達人だったり、素晴らしく質の高いデータベースを扱うチャンスに恵まれたビギナーであったりするケースは除く）。

自力で雑誌を選ぶ時は、Scimago Journal and Country Rank というサイトが便利です（図16）。"All subject Categories"のところで、"Gastroen-terology"や"Surgery"など領域を選んでフィルタリングすれば、IF の高い順番に雑誌がリストアップされます。

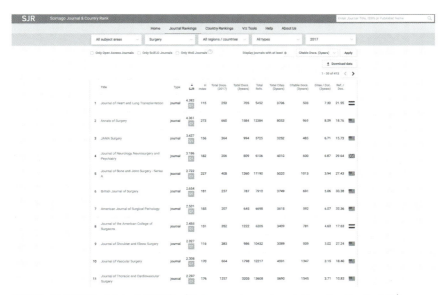

図16　IF 順に並べられた雑誌名（Scimago Journal and Country Rank より）

雑誌の序列がある程度分かるので、「A がダメなら B、その次は C」といった計画が立てやすくなります。

また、雑誌のホームページにいけば、最近 publish された論文を読むことができるため、これを見て自分の論文の質にその雑誌が見合うかを判断できます。さすがに N 数が多い立派な多施設共同研究の論文ばかりが publish されている雑誌に、自施設の数十人のデータをまとめた原著論文を投稿するのは無謀です。

　出す雑誌が決まれば、そのホームページの投稿規定を見て、作成した論文を指定のフォーマットに合わせていけばよいでしょう。

　以上が論文執筆の大まかな流れです。ビギナーの頃からこうした視点を持っておくと、論文執筆へのハードルが低くなります。ぜひ参考にしてみてください。

コラム

「指導医からいただいた名言」

　私はよくブログ記事や SNS などで、指導医からもらった印象的な言葉を紹介しています。ここで、いくつかその名言を書いてみたいと思います。

①「僕は、手術は得意だから教えられるけど、感染症のことは君たちの方が詳しいだろうから、君たちが僕にいろいろ教えてほしい」

　私が卒後 4 年目の時に指導医から言われた言葉です。一見当たり前の発言に見えるかもしれませんが、ある程度の地位についてもなお、こうした謙虚な姿勢を見せられる人は決して多くありません。

　誰にも得手不得手はあるもので、全ての領域に精通していて、何でも教えられる、という人はいません。重要なのは、得意な領域とそうでない領域の境界を正確に認識し、得意でない領域については、年齢を問わ

第2章　外科医はどんな仕事をしているか？

ず頭を下げて教えを請う、という姿勢だと思います。私も当時の指導医を見習って、後輩からいろいろなことを積極的に吸収しようと思っています。ちなみにこの指導医は、手術が抜群に上手でした。

②「手術が上手い人というのは、手先が器用な人のことではない。その人が手術に入れば、執刀であろうと助手であろうと、その手術がスムーズに、かつ安全に進行する、そういう人のことだ」

　私がとある指導医に、ある先輩外科医のことを指して「手術上手いですよね」と言った時に返ってきた言葉です。

　指導医がこの時言いたかったことを分かりやすく言い換えると、おそらく以下のようになります。

　「確かに手先は器用だし技術はある。俺が前立ちに立って執刀させればピカイチだ。だが、彼はまだ『手術が上手い』とは言えない。なぜなら、手術全体のマネジメントができないからだ」

　本当に手術が上手い人は、第二助手の位置からでも、上手く展開しつつ指示を出して全体の統率をとることで、手術をスムーズに進行させることができます。

　逆に言えば、こういう有能な指導医のもとで執刀して手術が仮に上手くいったとしても、自分の実力によるものだ、などと誤解してはならない、ということでしょう。

　ちなみにこの指導医は、前述のセリフを放った後に「俺は『そういう人』だと思うけどね」と言ってニヤリと笑いました。

③「『自分の考えを他人に示すこと』と『相手が自分と同じ考えを持つべきだと思うこと』は違う。背中で見せて、背中を見て気づく人だけに伝わればそれで十分」

　私はブログやSNSを使って毎日のように自分のオピニオンを発信し、

127

多くの人を啓発したいという思いで意欲的に活動しています。こうして熱心に活動したことが、この本を執筆するチャンスを得たきっかけとなったのですが、情報発信をする際にいつも肝に命じているのが、ある指導医から言われたこの言葉です。

間違った情報を信じてしまった人や誤解している人に対して正しい情報を伝えたい、という強い思いは、時に相手に自分の考えを強要することにつながりかねません。

考え方は人それぞれで、他人が自分と同じ考えに染まってほしい、と考えるのは間違いです。自分の考えを発信する以上、その考えの正しさや妥当性に自信があるのは間違いないのですが、それを行動で示すことが大切です。そしてそれを見れば、「分かる人には分かる」ということです。「背中で見せる」とは、まさにそういうことでしょう。

私もその指導医を見習って、自分の考えに共鳴してくれる人にさえ伝われば十分、と思いながら行動で示すようにしています。もちろん、背中を見ても気づいてくれない人はたくさんいるのですが…。

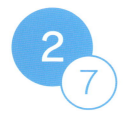

専門医資格の取得

　専門医というのは、実に不思議な資格です。持っていても給料は変わらないし、それどころか取得するのにお金がかかり、維持するのに定期的に更新料もかかります。外科医の場合、日本外科学会外科専門医や日本消化器外科学会消化器外科専門医は、経験症例数と筆記試験の成績によって決まるため、専門医という称号は外科医の技術を保証するものでもありません（後述しますが、日本内視鏡外科学会技術認定医や、日本肝胆膵外科学会高度技能専門医のように、手術動画を審査される専門医資格も一部にはあります）。

　つまり、「自分の業績の肥やしにはなるが、それ以上でも以下でもない」という資格が多いのです。

　ではなぜ、私たちは専門医資格をとるのでしょうか？

　そもそも専門医資格は、どのようにして取得するのでしょうか？

　この章では、専門医資格を取得する方法や、外科医が専門医資格を持つことの意義などについて解説します。なお、**専門医資格に関する情報は、研修医でも早い段階から知っておくべきです**。その理由についても後半で説明します。

外科医が持つ専門医資格とは？

　外科医（ここでは消化器・一般外科について書く）が持つ専門医資格は多数あります。私もプロフィールに多数羅列しているのですが、主なものでいえば、

・日本外科学会外科専門医

・日本消化器外科学会消化器外科専門医

・日本内視鏡外科学会技術認定医

・日本肝胆膵外科学会高度技能専門医

・がん治療認定医

・日本消化器病学会消化器病専門医

・日本肝臓学会肝臓専門医

・日本大腸肛門病学会大腸肛門病専門医

・日本食道学会食道外科専門医・食道科認定医

・日本消化器内視鏡学会専門医

　などの資格を取得することができます。

　内科系の専門医と同じく、二階建ての仕組みになっているものが多く、例えば日本消化器外科学会消化器外科専門医やがん治療認定医、日本消化器病学会消化器病専門医は日本外科学会外科専門医を取得していることが条件となります。また、日本内視鏡外科学会技術認定医は日本外科学会外科専門医を取得しているだけでなく、取得してから2年以上経過しなくては申請すらできない、という縛りもあり、若手には取得の難しい仕組みになっています。さて、ではこれらの専門医は、具体的にどのようにして取得できるのでしょうか？

専門医資格はどのようにして取得するのか？

　専門医資格取得のために必要な条件は、それぞれの資格によって微妙に異なりますが、代表的な条件は以下の4点です。

　①学会に一定年数所属する

　②定められた症例を一定数経験し、その証明を提出する

　③論文や学会等の定められた業績を提出する

④認定試験を受験し、それに合格する

　外科医の場合は、症例の集め方に少し特殊な規則があるため、注意が必要です。順に分かりやすく説明していきましょう。

　（※専門医制度の改定によって変更される可能性があるため、学会ホームページなどでその都度最新の情報を確認してください）

① 学会に一定年数所属する

　当該の専門医資格を与えてくれる学会に一定年数所属していることを求められるのが一般的です。

　例えば、日本消化器外科学会消化器外科専門医であれば継続して3年以上日本消化器外科学会会員であることが必須条件となっています。つまり、2018年に申請をする場合は、「2015年12月31日までに入会していること」というのが条件として明記されています。3年以上きっちり学会に所属し、研鑽することが重要だということです。それまで学会運営に貢献していない人が、ふと思い立って入会し、その年に専門医資格を取ろうとするのは許されない、ということでしょう。

　ちなみに、日本消化器外科学会消化器外科専門医の場合は「医師免許取得後7年間以上修練し、そのうち5年間以上は指定修練施設において所定のカリキュラムに従い修練を行っていること」といった、細かな年数縛りもあるため、注意が必要です。

　この年数は学会によって本当にさまざまで、早い時期に確認しておく必要があります。中には年数が長いものもあり、例えば消化器病学会は継続4年以上学会会員であることが求められています。

② 定められた症例を一定数経験し、その証明を提出する

　日本外科学会外科専門医や日本消化器外科学会消化器外科専門医の場合は、申請時に一定件数手術に参加した経験の証明が求められます。各

臓器や領域別に必要な件数が異なるため、注意が必要です。臓器によっては、執刀が求められるものもあれば、助手をカウントしてよいものもあります。

　なお、申請時は参加した手術件数を自分で手作業でまとめるのではなく、NCD（National Clinical Database）と呼ばれる、手術症例を管理する全国共通の専用データベースから申請します。申請時に私たちに求められるのは、このデータベースに登録された自分の手術参加に関する情報を、学会の求める形に整理することだけです。

　ただし、そうはいっても件数が多いため、作業はかなり煩雑です。また、自分が手術に参加していたにもかかわらず、いざ申請しようとすると自分の名前がデータベースに入力されていない、といった事務的なミスに気づくことも多々あり、申請の期日締め切り前に焦ることもあります。普段からデータベースに自分の参加した症例がきっちりカウントされているかを確認しておくのが望ましいでしょう。これは臨床研修の段階から必須の確認作業ですが、これについては後ほど詳述します。

③ 論文や学会等の定められた業績を提出する

　当該専門医資格の領域に関わる、一定数の論文執筆や学会参加が条件に含まれるのが一般的です。

　論文は、筆頭著者（自分がファーストオーサーとして執筆する）でなくてはならないものもあれば、共著（他の人が執筆したものに自分の名前が入る）でも認められるものもあります。例えば、日本消化器外科学会消化器外科専門医は、消化器外科領域の論文が 3 本以上必要で、かつ筆頭著者でなければならない、とされていますが、日本内視鏡外科学会技術認定医は 2 本でよく、かつ共著者でも構わないとされています（2018 年現在）。筆頭か共著かでは難しさが全く異なるため、十分に注意が必要です。

　また、学会参加については、指定された学会に規定の回数以上参加す

ることが求められます。「参加」といっても、演題発表しなければならないのか、単純に参加費を払って会場にいるだけでよいのかは学会によって条件が異なるため、確認が必要となります。演題発表が数件求められることが多い印象です。

なお、演題発表の業績については、発表した年月日と著者名、抄録本文が示されたページを印刷して送る（あるいはウェブ上でアップロードする）という形で申請するパターンが一般的です。申請する段になって、数年前の抄録を探しても見つからず、ウェブサイト上でも抄録のページが閉鎖されて見つからない、というケースがあると困るため、将来の申請を見越して、抄録は自分が発表した箇所だけ PDF で残しておくのがおすすめです。

私は一年ごとに全ての学会の発表証明となる部分を PDF でフォルダに分けて整理して残しており、専門医申請の時はここから選ぶだけですので、全く手間なく申請できています（図 17）。

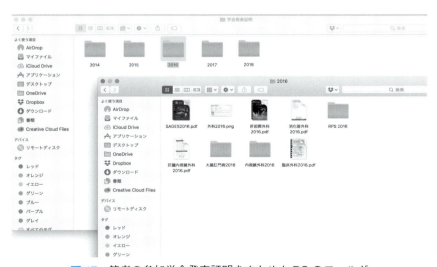

図 17　筆者の参加学会発表証明をまとめた PC のフォルダ

もちろん、学会参加証も全て保管しておかねばなりません。必要になった時のため、クリアファイルで学会ごとに振り分けて整理しておくのが望ましいでしょう（図18）。

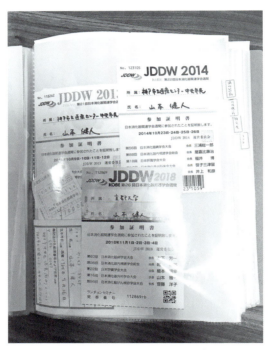

図18　筆者の学会参加証明書。学会ごとにファイリングしている

④ 認定試験に合格する

　①〜③の条件を満たせば認定試験の受験資格を得ることができます。認定試験の難易度は学会によってさまざまですが、一般的には合格率60〜80％程度というところでしょう。例えば、がん治療認定医試験の合格率が例年60％台と低めで、日本消化器外科学会消化器外科専門医試験

が70％程度、日本外科学会外科専門医試験が80％といった程度です。この数字だけを見ると、ものによっては難しそうに見えますが、基本的には対策問題集をしっかりやっておけば落ちることはありません。われわれが乗り越えて来た大学受験を思えば、難易度ははるかに低いと考えてよいでしょう。もちろん、日常診療の忙しい合間を縫って勉強する必要があるため、かなり億劫で心理的なストレスが大きいのは間違いありません。

また、外科系の専門医認定試験はたいてい東京など1カ所で行われることが多く、その日は丸一日有給休暇を取って会場を往復することになります。私はこれまで、神戸や大阪、京都など関西の都市から東京や幕張を往復したのですが、かなり大変でした。前泊する必要があることもあり、金銭的な負担も大きくなります。

なお、日本内視鏡外科学会技術認定医や日本肝胆膵外科学会高度技能専門医は提出した動画が審査されるため、筆記試験はありません。ちなみに、日本内視鏡外科学会技術認定医は、例年合格率が20％台と非常に厳しい資格となっています。

専門医資格取得のために早めに準備すべき理由

医学生や研修医にとっては、本来こうした専門医の話題はかなり先に意識することであり、「なぜわざわざこの時期にこんなに詳しく説明されるのか？」と疑問に思った方も多いかもしれません。しかし、専門医資格に必要な条件を確認しておくことは、早ければ早いほどよいというのが私の考えです。

例えば、日本外科学会外科専門医の申請をするためには、消化器、乳腺、呼吸器、心臓・大血管、末梢血管、頭頸部・体表・内分泌、小児外科、外傷の各領域で指定された件数の手術に参加した経験が求められま

す。しかし、消化器外科医であれば、卒後3年目以降は普通に診療しているだけでは乳腺外科や呼吸器外科、心臓外科といった消化器以外の領域の手術を経験することはまずありません（こうした科をローテートする後期研修カリキュラムがあるような病院は除きます）。

　よって、この時点で消化器以外の症例が全く集まっていなかった場合、日常診療の合間を縫って他科の手術に入るか、自施設で症例数が足りなければ他施設に研修に行かなくてはなりません。したがって、こうした事態を想定して臨床研修医の段階で心臓外科や乳腺外科を短期間ローテートしておき、そこである程度症例を集めておく方が負担は少なくなります。

　また、①で書いたように、学会に所属する年数に縛りがあるものも多いため、研修医の段階から注意しておく必要があります。入会してから4年経過しなければ専門医試験自体が受けられない、という場合、それ以外の条件が整っていても、入会してからの年数だけが律速段階となって無駄に時間を過ごす可能性があります。

　前述した通り、専門医試験の勉強にはそれなりの時間と労力を要するため、他の条件（結婚・出産などのプライベートな事情から、仕事上の事情まで含む）が整った比較的楽な年に受けておきたいと考えるのが普通です。

　例えば、「大学院の間に○○専門医と△△認定医は取得しておく」など、具体的な状況を想定すると分かりやすいでしょう。自分のキャリアやライフステージにおいて、各専門医資格をどんなプランで取得していくかについて事前に計画しておくことが重要です。入会時期が遅れたせいで予定が1年、2年と後にずれてくると、出産や留学と重なってしまうなど大変面倒なことになってしまいます。試験を受けたい時に受けられるよう、条件を事前に確認し、年数に縛りがあるものは、できるだけ早くその学会に入会しておくのがおすすめです。

136

第2章　外科医はどんな仕事をしているか？

　早めに要件を確認すべき理由はまだあります。②や③で求められる条件も、一朝一夕には満たすのが難しい、ということです。症例を集めて提出することが条件となっている専門医資格の場合、申請の直前になって過去のカルテを繰って症例をかき集めると、時間と労力の無駄になります。NCDが使える場合であっても、やはり前もって必要な症例の数や種類を見ておき、計画的に症例を整理しておくことが望ましいでしょう。

効率的に専門医取得

　私は、日本感染症学会の感染症専門医という資格を持っているのですが（これを取得した理由などについては後述します）、この専門医申請の条件の中には、感染症関連の症例要約を30症例分、さらに詳細なレポートを15症例分、A4のレポートにまとめて印刷し、指定の指導医のサインをもらった上で提出すること、というものがあります。さらにこれらの症例は、なるべく分野が重複しないように、という規定になっています。

　しかし、申請する段になって自分の過去数年の症例を振り返り、レポートとして提出できそうな感染症症例を調べ上げるのは至難の技です。

　感染症科の医師であれば、毎日豊富な感染症症例を経験するため何の問題もないと思いますが、申請する人の多くは他の専門科の医師です。私のような消化器外科医であれば、何も考えずに直近の感染症症例を30例集めると、虫垂炎と胆嚢炎ばかりになってしまうこともあり、申請が難しくなります。

　しかし、前もってこうした条件を頭に入れておけば、感染症症例に出会うたびにIDや病態を記録していくことができ、いざ提出する段になればその記録から選べばよいだけ、となります。圧倒的に手間が少なく、申請作業で日常業務を圧迫することもないのです（ちなみに感染症学会

137

の専門医申請は学会会員になってから3年以上経過後、という縛りもあります)。

手術動画を審査される専門医資格も同じでしょう。日々多くの手術をこなす外科医にとって、どの患者にどんな手術をしたか、といったことを後から確実に思い出すことは困難です。

しばらく時間が経ったのちに、保管された動画データの中から適切な症例を選び出そうとすると、1本あたり何時間もあるビデオを何日もかかって見直す必要があります。これは、症例レポートを書くために症例を探す以上に大変な作業です。

事前にチェックしておけば、それらだけを見直して目的の動画を探すだけでよくなります。Apple の PC では、フォルダに色で印をつけることができるため、私は必要度に応じて色分けして分類するようにしています（図 19）。これは、学会や研究会でプレゼンの機会を得た時にも、動画探しの時間の短縮につながるというメリットもあります。

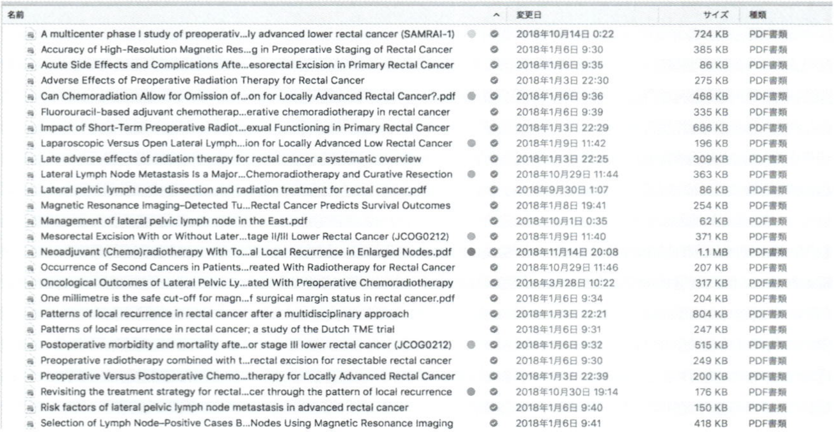

名前	変更日	サイズ	種類
A multicenter phase I study of preoperativ...ly advanced lower rectal cancer (SAMRAI-1)	2018年10月14日 0:22	724 KB	PDF書類
Accuracy of High-Resolution Magnetic Res...g in Preoperative Staging of Rectal Cancer	2018年1月6日 9:30	385 KB	PDF書類
Acute Side Effects and Complications Afte...esorectal Excision in Primary Rectal Cancer	2018年1月6日 9:35	86 KB	PDF書類
Adverse Effects of Preoperative Radiation Therapy for Rectal Cancer	2018年1月3日 22:30	275 KB	PDF書類
Can Chemoradiation Allow for Omission of...on for Locally Advanced Rectal Cancer?.pdf	2018年1月6日 9:36	468 KB	PDF書類
Fluorouracil-based adjuvant chemotherap...erative chemoradiotherapy in rectal cancer	2018年1月6日 9:39	335 KB	PDF書類
Impact of Short-Term Preoperative Radiot...exual Functioning in Primary Rectal Cancer	2018年1月3日 22:29	686 KB	PDF書類
Laparoscopic Versus Open Lateral Lymph...ion for Locally Advanced Low Rectal Cancer	2018年1月9日 11:42	196 KB	PDF書類
Late adverse effects of radiation therapy for rectal cancer a systematic overview	2018年1月3日 22:25	309 KB	PDF書類
Lateral Lymph Node Metastasis Is a Major...Chemoradiotherapy and Curative Resection	2018年10月29日 11:44	363 KB	PDF書類
Lateral pelvic lymph node dissection and radiation treatment for rectal cancer.pdf	2018年9月30日 1:07	86 KB	PDF書類
Magnetic Resonance Imaging–Detected Tu...Rectal Cancer Predicts Survival Outcomes	2018年1月8日 19:41	254 KB	PDF書類
Management of lateral pelvic lymph node in the East.pdf	2018年10月1日 0:35	62 KB	PDF書類
Mesorectal Excision With or Without Later...tage II/III Lower Rectal Cancer (JCOG0212)	2018年1月9日 11:40	371 KB	PDF書類
Neoadjuvant (Chemo)radiotherapy With To...al Local Recurrence in Enlarged Nodes.pdf	2018年11月14日 20:08	1.1 MB	PDF書類
Occurrence of Second Cancers in Patients...reated With Radiotherapy for Rectal Cancer	2018年10月29日 11:46	207 KB	PDF書類
Oncological Outcomes of Lateral Pelvic Ly...ated With Preoperative Chemoradiotherapy	2018年3月28日 10:22	317 KB	PDF書類
One millimetre is the safe cut-off for magn...f surgical margin status in rectal cancer.pdf	2018年1月6日 9:34	204 KB	PDF書類
Patterns of local recurrence in rectal cancer after a multidisciplinary approach	2018年1月3日 22:21	804 KB	PDF書類
Patterns of local recurrence in rectal cancer; a study of the Dutch TME trial	2018年1月6日 9:31	247 KB	PDF書類
Postoperative morbidity and mortality afte...or stage III lower rectal cancer (JCOG0212)	2018年1月6日 9:32	515 KB	PDF書類
Preoperative radiotherapy combined with t...rectal excision for resectable rectal cancer	2018年1月6日 9:30	249 KB	PDF書類
Preoperative Versus Postoperative Chemo...therapy for Locally Advanced Rectal Cancer	2018年1月3日 22:39	200 KB	PDF書類
Revisiting the treatment strategy for rectal...cer through the pattern of local recurrence	2018年10月30日 19:14	176 KB	PDF書類
Risk factors of lateral pelvic lymph node metastasis in advanced rectal cancer	2018年1月6日 9:40	150 KB	PDF書類
Selection of Lymph Node–Positive Cases B...Nodes Using Magnetic Resonance Imaging	2018年1月6日 9:41	418 KB	PDF書類

図 19　印をつけて分類したファイル

第 2 章　外科医はどんな仕事をしているか？

　以上のことから、前もって専門医申請に必要な条件を調べておき、早いうちからリアルタイムに症例を集めていくことをおすすめしたいと思います。

専門医資格の意義とは？

　ここまで専門医資格について書いてきましたが、そもそも専門医資格を持つことの意義とは何でしょうか？　考え方はさまざまですが、私は二つの意義があると考えています。

　一つは、他の科の医師に対して自分の専門性を明確に示せることです。

　そもそも自分の専門科を明確に示す手立ては、実は専門医資格以外に何もありません。自由標榜制によって、「自分が何科医か」は自由に公表することができます。極端なことをいえば、外科医になってから毎年 1 年に 1 件しか手術をしていない人でも、外科に所属しているなら「私は外科医です」と言い続けることはできます。しかし、専門医資格があれば、少なくとも直近の一定期間、外科医としてそれなりの数の手術に参加していることの証明になります。また手術だけでなく、当該分野の学会発表や論文等の学術活動に参加していることを示すこともできます（専門医資格取得、および更新の要件に含まれるため）。

　このような形で専門性を示すことは、他科の医師からの信頼性につながり、当該分野に関するコンサルトを自信を持って引き受けることができますし、それに対する発言の信用度も増します。

　もう一つの意義は、患者に信頼してもらうことです。

　もちろん専門医資格を持っているからといって、臨床能力が高いとは限りません。専門医資格の条件を知っている非医療者もまれでしょう（医師ですら、自分の専門領域以外の専門医資格の審査基準を知りません）。

139

しかし、「専門医」として患者から信頼してもらうことで、患者やその家族との円滑なコミュニケーションが実現する可能性が高くなります。例えば、手術では合併症がつきもので、どんな腕の良い外科医が手術をしても一定の確率で術後合併症は起こります。患者が外科医を信頼していれば、やむを得ない結果であることを理解し、合併症の治療に前向きに取り組んでくれることが期待できます。一方、患者に信頼されていない外科医は、「その人が手術したから合併症が起きたのではないか」という無用な不信感や不安感を抱かれる可能性があります。こうしたコミュニケーションエラーが、医師−患者間のトラブルの原因になることもあります。

　同じ説明をしても、信頼に裏付けられている人が相手であれば理解も得やすいでしょう。「何を言うか」より「誰が言うか」が大事、とはよく言われますが、専門医資格は、この「誰」を定義づける根拠となりうると考えてよいと考えます。

　もちろん私のように、ウェブや書籍で情報発信する場合も、こうした専門医資格があることで、その発言に重みが増し、信頼性も高まるでしょうし、伝わり方にきっと大きな差があるはずだと信じています。このような理由から、私はこの本や連載しているメディアのプロフィール欄に、自分の専門医資格を明示しているのです。

　ちなみに私の指導医は、専門医資格を取得することを「武装する」と呼びました。ある意味この表現は的確で、専門医資格という武器や防具で身を包めば、自分の攻撃力や防御力は高まる、といえるでしょう。そして、医師として活動するにあたって、こうした力は自分を助けてくれるに違いありません。

第2章　外科医はどんな仕事をしているか？

コラム

「私が実践する分かりやすい話し方」

　ご存知のように、「話すのが得意」という医師は決して多くありません。実際、患者の中にも、「医師の話はわかりにくい」と思った経験のある方は多いようです。一般的には、接客業や営業部門の人は、話す順序や言葉遣いなど、話術をかなり細かいところまで教育されるものです。ところが、医師はこの技術をあまりトレーニングされる機会がなく、コミュニケーションがやや苦手という人すらいます。

　本来医師にとって、患者に病状や検査の結果などを分かりやすく話す力は必須のはず。病院以外でも、学会などでプレゼンする機会も多く、常に高いプレゼンテーション力は求められます。

　そこで、私が実践している「分かりやすい話し方」を紹介したいと思います。

話す内容のアウトラインを提示

　私はよく、話し始める前に数字を使って「今から何を話すか」を述べます。これを「アウトラインの提示」と呼んでいます。文章でいうところの「目次」です。例えば、

　「○○さん、今日は、先週受けられた三つの検査結果を順番に説明します。一つ目は血液検査、二つ目は尿検査、三つ目はレントゲンです」

　というような形です。

　ここで患者の頭の中には、

1.　血液検査の結果

2.　尿検査の結果

3.　レントゲンの結果

　という3項目が箇条書きとして入り、頭のセットアップができます。

141

例えば、2番目の尿検査の説明が終わった時、

「2項目終わったから、あと1項目だ」

というように、「話のフローのどの位置にいるのか」を追認しながら話を聞くことができるのです。この前置きなしで、

「○○さん、血液検査の結果は△△でした。で、レントゲンなんですが・・・。それから尿検査は・・・」

と話していると、どこまで話が続くのか、どこが大事なのか患者は分からなくなってしまいます。

また、

「○○さん、CTの結果ですが、どうやら癌が再発しているようです。私たちがそう考える理由は三つあります。まず一つ目が・・・」

という話し方もあります。この時点で患者は、

「目の前の医師はこれから癌が再発していると判断した理由を述べる」

と頭をセットアップできます。

そして「その理由は3項目ある」と、最初にゴールまでの道のりが認識できるので、一つ一つの情報が頭に入りやすくなるのです。

また、このように最初に数字を使って整理するよう心がけることは、話し手である自分のためにもなります。

「この相手には何個のパラグラフで話をすればいいか」

「どんな順番で話をすればいいか」

ということを、話す前に考える習慣がつくからです。

相手のキャラクターやお互いの関係性によっては、同じ内容の話をする場合でも順番の入れ替えが必要になります。こうしたアレンジも、最初に自分の頭の中で項目を整理しておけば簡単にできます。また、こういう習慣があると、話した後で「あのことを言い忘れた！」というミスをしにくくなるのも大きな利点です。

相手の疑問を先回り！　同時に解決策を提示

　どんなに話が上手い人でも、長々と話を続けると、聞いている相手は退屈してくるものです。徐々に集中力がなくなって内容が頭に入ってきにくくなります。

　そこで、必ず途中で話し方に変化をつける必要があります。私がおすすめするのは、「相手が感じる疑問を先回りする」という方法です。

　例えば、健康診断で胆石を指摘されて受診した患者に医師が、

　「胆のうに胆石がありますね。胆のうを摘出する手術が必要です」

　と言ったとします。

　この時患者はきっと、

　「胆石は手術でしか治らないの？　薬では治せない？」

　「胆のうを摘出せずに、胆石だけ取れないの？」

　「胆のうは取ってしまっても大丈夫なの？」

　と思うはずです。そこで、これらの疑問を先回りした話し方をします。

　「胆石を薬で治せないの？　と思ったかもしれませんが、実は手術でしか治せないんです」

　「胆のうを取らずに胆石だけ取ったらダメ？　と言われる方が多いんですが、実は胆石だけを取ることはできないんです」

　「胆のうは取ってしまっても大丈夫なの？　と不安になる方がいらっしゃいますが、心配はいりません。胆のうはなくても全く困らない臓器なんです」

　といった具合です。

　もちろん、胆石の手術に関して話すべきことは決まっているため、

　「あなたの胆石は手術が必要です」

　「胆石の手術は胆のう自体を取る手術です」

　「胆のうを切除しても生活に影響はありません」

　と抑揚のない話し方をしても過不足はありません。しかしこれだと話

は一方通行で、箇条書きのレポートを読まれているように相手は退屈してしまいます。

　ではなぜ、疑問を先回りして話せば相手が退屈しないかというと、「疑問を感じた直後にその答えが得られる」という心地良い感覚を相手に抱かせることができるからです。

　「そんなこと言っても、相手の疑問を言い当てているとは限らないじゃないか！」

　と思ったでしょうか？

　実は、疑問を完全に言い当てる必要はありません。こちらが、

　「胆石を薬で治せないの？　と思ったかもしれませんが」

　と言った瞬間に相手は無意識的に、

　「あ、確かにそうだな。手術なんてしたくない。薬で治らないものだろうか？」

　と疑問に思い、それが随分前から自分の中にあった疑問であるかのように錯覚するからです。

　そしてその直後に相手の口から答えが聞けるので、「なるほど」と心地よく続きを受け入れることができるわけです。**患者は普通、「新しい話を聞いて感じた疑問を次々に口にする」ということはできません。**たいてい本当に疑問が浮かぶのは、話を聞き終わってしばらくたってからです。したがって、この「先回り法」の効果は、「本当は疑問に思ってはいなかったことで、これから疑問に感じるかもしれないこと」を、「その瞬間に感じた疑問」に変えることにあるのです。

　人に話をする時は、ここに書いた「アウトラインの提示」と「先回り法」の二つの方法を使えば、伝わり方は随分変わってきます。ぜひ、次の説明の機会から試してみてください。

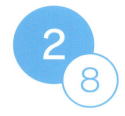

自分の業績を記録しよう

研修医の頃から自分の業績を記録しておくことは非常に大切です。業績とは、具体的には以下のようなものを指します。

・経験した症例（手術）
・論文
・学会発表
・グラント
・受賞歴

私はこれを研修医1年目から、ワード版とエクセル版に分けて、些細なものでもきっちり時系列で記録しています（図20）。

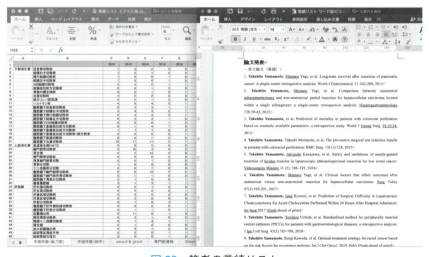

図20　筆者の業績リスト

145

これらの業績をリアルタイムに（少なくとも毎年度末に）きっちりまとめることをルーチンワークにすることで、前述の専門医申請の際にも慌てて業績をまとめる必要がなくなりますし、赴任先に自分の履歴を提出する時にも困りません。

　何より、自分の歩んできた軌跡を定期的に振り返り、医師としての活動を客観視し、足りない部分を認識し、未来に前向きに生かすことができます。意外と誰も教えてくれないことですが、この本の読者にはぜひ、この「業績の整理」を早い段階から実践してほしいと思います。

　では、ここからそれぞれの業績の意味するところや、まとめておくべき理由について具体的に解説していきます。

経験手術数

　執刀医または助手としてそれぞれ手術に参加した件数を術式別に分けて記録しておきます。もちろんNCDでも記録はされていますが、NCDは分類の仕方が特殊で分かりにくいという欠点があります。何より、自分で毎年エクセルを使って整理しておくという行動自体が大切です。このファイルを振り返ることで、自分は胃切除術や結腸切除術を何例執刀し、食道手術に何例助手として入ったのか、などといった軌跡を改めて把握することができます。専門医資格の取得を目指す際には、申請に足りない術式も一目瞭然で、早めに手を打つことができます。

　また、外科医には必ず学会や研究会で手術手技の動画を発表する機会がありますが、若手の頃は客席から「これは先生にとって何例目の手術ですか？」といった質問を受けることがよくあります。手術が上手でも下手でも、「術者としてどのくらいの経験があるのか」は、先輩外科医としては最大の関心事です。特に指導的立場にある人は、「どのくらい経験を積めばこの技術に到達するのか」といった目安を知り、自分の部下に

フィードバックしたいと考えています。

　例えば、腹腔鏡下Ｓ状結腸切除術のビデオ発表をした時に、「先生の腹腔鏡手術経験はどのくらいですか？」という質問を受けたら、「結腸癌では〇例、胃癌では〇例の執刀経験があり、〇例の第一助手経験とスコピストの経験があります」といったスムーズな答え方が望ましいでしょう。「記憶が定かではないのであまりよく分かりません」と言ってしまうと、自分の経験を客観的に把握していないのかと疑われ、外科医としてルーズな印象を与えてしまいます。ビデオ発表の時はこのことに注意し、事前にスライドに経験症例数を入れておくのも一つの手です。

論文数

　これまでに自分がかかわった論文は、出版されたら必ず全てリストアップしておきます。このリストは、英文と和文、筆頭著者と共著者に分けて書いておくことが大切です。前章でも書いた通り、専門医資格の申請では「筆頭著者として書いた論文しか業績として認めない」というものもあれば、「共著者としてかかわった論文も認める」というものもあります。申請の際には、このリストから即座に選べるようにしておくのが望ましいでしょう。

　特に、同じ施設の別のスタッフが書き、自分が共著者として加わった論文は忘れがちです。その都度リストに入れておかなければ、専門医申請の段になって、「どの論文に自分がかかわったんだっけ・・・？」という状況になり、論文を探し回って無駄な労力を費やすことになってしまいます。臨床研修の段階でも、データ集めなどで論文にきっちりかかわっていれば、著者に名前が入ることは十分ありえます。大学病院では特に、同時にいろいろなスタッフたちが論文を書いているため、定期的なリストの更新を怠らないようにしたいところです。

また、**自分が筆頭あるいは共著者として、どれだけの英文論文と和文論文を書いたのかを振り返ることができるようにしておくこと自体が大切なこと**です。何年か経過すると、どのくらいのペースで自分が論文を書いているのかを客観的に見直すことが可能になります。後述する学会発表と照らし合わせて、「他にこのネタで論文が書けそうだ」といったアイデアが浮かぶこともあります。自分の論文リストが一目で分かるようにしておくことの、副次的な効果です。

　もちろんこのファイルとは別に、**和文・英文、筆頭・共著に分けて、論文 PDF を PC に保存し、すぐに出せるようにしておくことも大切**です（図 21）。

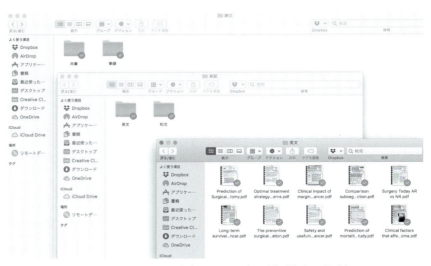

図 21　かかわった論文のまとめ方の例（筆者の場合）

　例えば、あるクリニカルクエスチョンについて後輩医師から質問を受けた時に、「実は、それについては自施設のデータで解析して論文にしたんだよ」といって目の前で該当論文の PDF を印刷すれば、すぐに手渡す

ことができます。「PDF を今メールで送っとくよ」でもよいでしょう。もしかしたら、これを見た後輩が「先輩のように自分もクリニカルクエスチョンを見つけて論文にまとめたい」と思ってくれるかもしれません。これが後輩への有効な指導につながるかもしれない、と私は考えています。

学会発表

　学会発表をした時は、全てきっちりリストアップしておきます。どのくらいの規模の学会で発表したか、ということも重要になるため、国際学会、全国学会、地方会や研究会に分けて記載しておくのがよいでしょう。後述するグラントの申請書類作成の際に、主な国際学会や全国学会の発表経験に関して記載を求められることが多いのですが、このリストがあれば容易に振り返ることができます。

　学会には、人によっては１年の間に何度も参加することになります。発表が決まり次第、定期的にこのリストを更新しておくことが大切です。これを怠ってしまうと、業績の提出が必要になった時に過去数十回分を振り返って書き足さなければならなくなり、かなり苦労してしまいます。それだけでなく、せっかく学会発表したのに、記憶を頼りに慌ててかき集めていると業績から漏れてしまうリスクもあります。

　基本は、「演題提出→採択→業績リストに記載」を一つの流れとしてルーチンにしておくのがおすすめです。記載に特に明確なルールはありませんが、私の場合は、著者名、演題名、発表年月日、学会開催都市を記載するようにしています。

　余談ですが、これは卒後５年目の頃に私に臨床研究の方法論を指導してくれた統計家の先生の業績リストを真似たものです。彼は、A4 サイズで50枚を超える自分の業績リストを見せながら、私に業績を整理するこ

との重要性を強く説いてくれたのです。

グラント

「グラント」とは、さまざまな財団や学会などからもらえる助成金のことです。学会発表や論文執筆にはお金がかかりますが、その費用は自腹で捻出しなくてはならないのが一般的です。国内の学会でもそれなりに費用がかかりますが、国際学会ともなると、往復の航空機代や現地滞在費、学会参加費などを合わせると数十万円になり、家計にとってはかなり苦しい出費です。しかし、学術活動への意欲はあるのに金銭的な理由で学会参加を控えるのは非常にもったいないことです。施設によっては一部金銭的な補助が出るところもありますが、そうではない場合はグラントを申請してみるのがよいでしょう。

個人で申請する場合は、5万〜50万円程度の少額のものを狙うのがおすすめです。国際学会参加助成や研究助成など多数あるため、自分で検索し、条件に見合うものを選んでトライしてみてください。分野が指定されているため、まずは自分が学会発表や論文にしようとしているテーマに合うものがあるかどうかを確認します。次に、多くは年齢制限があるため、これが自分の年齢に合うかどうかを確認します。とはいえ、若手向けに設定されているものは多く、「40歳以下」「45歳以下」がよく見るパターンです。この本の読者の多くがこの条件を満たすはずですので、年齢制限が原因で申請できない、ということはまずないでしょう。年齢制限があるということは、医師人生を歩む中で申請できるグラントが年々減っていくということを意味します。早いうちから申請できそうなものはチェックしておくのがよいでしょう。

次に見るべきは、目をつけたグラントが、これまでにどんなポジションの人が、どんなテーマで受賞しているか、ということです。グラント

は、ホームページで過去の受賞者を閲覧できるのが一般的です。これを見て、どこかの教授や准教授といったアカデミックポジションの高い人や、ベテランの著名な医師しか受賞していないグラントであれば、若手のうちから申請してもあっさり却下される可能性が高いため、避けた方がよいでしょう。また、臨床のテーマで申請しようとしているのに、過去に受賞しているテーマのほとんどが基礎、というケースも、申請を避けるべきです。

　私自身もこれまで、多少無謀なものも含めてかなり多くのグラントにチャレンジしてきたため、打率は決して高くはないものの、いくつかのグラントに採択されたことがあります。

　グラントに採択されれば自分の業績にもなりますし、国際学会の費用面での負担も少しは軽くなります。場合によっては、高価な統計ソフトなど、論文執筆や学会発表に必要な物品を購入する際の費用に充当してもよいでしょう。

　グラントの要件に、学会発表や論文出版後にその経過をきっちり報告し、もらった助成金を何に使ったか、その内訳を報告する規定があるのが一般的です。申請から成果報告まで何かと手間はかかるのですが、時間があれば一度調べてみてほしいと思います。

　本筋から少し外れましたが、グラントは自分の貴重な業績になるため、きっちり業績リストに記載しておきましょう。

受賞歴

　学会や研究会では、さまざまな賞が用意されていることがあります。例えば、全国学会でよくある研修医セッションの「優秀演題賞」などがそうです。外科系の学会であればビデオ発表があるため、優秀な動画に賞が与えられることもあります。これも業績に含めることができるた

め、チャレンジできそうなものは臨床研修の段階からチェックしておくとよいでしょう。もし受賞できれば、きっちり業績リストに含めておく必要があります。

　意欲と余裕があれば、学会ホームページを見て出せそうなセッション（研修医であれば研修医セッションが望ましい）に演題提出してみたい旨を指導医に伝えてみるとよいでしょう。

　病院によっては、ローテート中に指導医から学会発表を指示されることがあるかもしれません。興味がない人にとっては面倒だと感じるかもしれませんが、大きなチャンスなので是非引き受けることをおすすめしたいと思います。

　ちなみに私は全国規模の学会での受賞歴はないのですが、地域の研究会レベルではいくつか賞をもらったことがあります。

　手前味噌で大変恐縮ですが、こうした経歴も自分にとっては大きな業績で、他の人が自分を評価する時の一つの物差しになる可能性があるため、きっちり整理しておくのがよいでしょう。

　このように、**業績の整理を意識しておくことは、単に業績をまとめておくと便利、というだけでなく、早いうちから自分にどういう業績が必要で、どういうキャリアを歩みたいかを具現化できるというメリットがあります。**

　むろん「業績もキャリアも全く興味はない。目の前の患者さんの役に立てればそれでいい」と言う人もいるでしょう。それを否定するつもりも全くありませんし、医師としてのモチベーションは人それぞれです。ただ、業績を積み重ね、自分の医師としての軌跡を形に残したいのであれば、早いうちに準備しておくに越したことはありません。

「国際学会での大事件」

　私はこれまで海外の学会で何度か演題発表した経験があるのですが、最も印象に残っているのは、パリで行われた EAES（欧州内視鏡外科学会）です。学会に参加して勉強しつつ、その合間にはパリ観光を楽しむことができました。シャンゼリゼ通りを歩いて名門「フーケ」でケーキを食べながら後輩を前にプレゼンの練習をしたり、後輩や指導医たちとともにディナーを食べながらストリップショーを楽しんだりもしました（誤解のないように書いておきますが、パリのストリップに猥雑な要素はなく、むしろ格式高い、由緒あるナイトショーという位置付けです）。自分の発表も満足のいく結果が得られ、非常に満足度の高い学会になりました。

　さて、ここまでは良かったのですが、帰り道で大事件が起こってしまいました。

　帰宅の途につく日、私は後輩と二人でホテルから空港バスのターミナルに向かって走っていました。地下鉄の時間を見誤り、空港バスが出る時刻ギリギリになりそうだったからです。二人で一緒に地下道を走っている最中、同じ方向に向かって走っている一人の男性がいることに気づきました。私たちとほぼ並走するような形で、後から思えば少し不自然だったのですが、その時は「彼も空港バスに乗るために急いでいるのだろう」としか思いませんでした。何より、私たちも遅れるわけにはいかないので、自分のことで必死でした。

　何とか無事にターミナルにたどり着き、二人ともリュックを下ろした途端、背筋が凍りつきました。リュックの全てのポケットがフルオープンになっていたのです。瞬時に、「やられた」と思いました。間違いなく彼の仕業です。

「パリにはスリが多いから気をつけろ」と散々言われていたため、それまでは常にリュックを前に背負い、細心の注意を払っていました。しかし、バスの出発時刻に間に合わないかもしれない、という焦りが油断を生んだのです。今思い出せば情けない話ですが、なぜか二人とも「走っている時は背中に背負っていても大丈夫だろう」と無意識に思っていたのでしょう。走っているとリュックは大きく上下に振動し、むしろポケットを開けられても全く気づけません。完璧に無防備な私たちを彼は狙っていたのです。

ポケットには、パスポートや財布、携帯電話を入れていたはず。二人とも冷や汗をかきながらポケットの中を探りました。案の定、二人とも携帯電話がなくなっていました。パスポートと財布があったのは不幸中の幸いでしたが、携帯電話が海外で使用され、多額の通話料を請求されてはたまったものではありません。すぐに使用を停止しなくてはなりません。しかし二人とも同時に通信手段が奪われています。周囲には外国人のみ。とにかく空港に向かい、空港から妻に連絡しようと決め、バスに乗り込みました。

シャルル・ド・ゴール空港に到着した時は、まだ飛行機の出発まで1時間半ほどの時間的余裕がありました。まずはインターネットを使ってパソコンで妻にメールを送ろうと試みたのですが、Wi-Fiが使用できず、ネットが繋がりません。そこで公衆電話を探し出し、ようやく連絡が取れると安堵したのもつかの間、今度は使い方がさっぱりわからないのです。日本の公衆電話のように小銭の投入口もありません。果たしてどうしたものか、途方にくれました。

インフォメーションセンターに行って窮状を英語で伝えるも、肩をすくめるようなリアクションをするばかりで、心配していないどころか、「意にも介さない」といった様子です。こちらが声を荒げて状況を必死で伝えると、ようやく「売店に行けば番号が購入できるので、それを入力

したら電話が使える」というようなことをぞんざいに言います。

　すぐに売店に向かい、番号の書かれたレシートのような紙切れを 10 ユーロほどで購入。再び公衆電話に向かい、書かれた番号を入力しようとするのですが、どうにも上手くいきません。番号は一応入力されたようなのですが、電話ができないのです。公衆電話の前でひたすら 15 分粘った挙句、ついにタイムオーバー。やむを得ず、中継地であるアムステルダムに希望を託し、不安を抱えたまま飛行機に乗り込みました。アムステルダム空港に到着してすぐインターネットに接続し、妻にメールで連絡。すぐに妻が携帯ショップに走ってくれ、ようやくここで携帯電話の使用を止めることができたのでした。何とも情けない話ですが、とにかく生きた心地がしない数時間でした。

　この経験から、皆さんにお伝えしたいことが二つあります。

　一つは、クレジットカードの携行品損害保険を利用し、いくらかお金が返ってきたこと。一般的に、クレジットカードには旅行の際に使える保険が付帯しているため、こうして盗難に遭った際には利用できます。

　もう一つは、iPhone には盗難時に遠隔操作で内部のデータを全て消去できるシステムがあること。「iPhone を探す」というアプリでこれを設定すれば、携帯電話がインターネットに繋がった瞬間に全てのデータが消えます。盗難時の強い味方です。

　海外に出かけた時は、どれだけ注意していても、盗難リスクをゼロにすることはできません。よって「盗難に遭わないよう気をつける」だけでなく、「盗難にあった時にはどう対処するか」に関しても、事前に対策を考えておくことが万が一の時の救いになるのです。

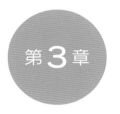

第3章 外科研修医の心得

　外科をローテートしている研修医から、「何を勉強すればいいのか？」と尋ねられることがあります。
　手術を学ぶことはもちろん大切ですが、外科診療は手術が全てではありません。
　むしろ手術の成績は、術前の準備や術後管理に大きく左右されます。
　術式を学ぶのはもちろんのこと、周術期管理の知識にも習熟している必要があるのです。
　では具体的に何から学べばよいでしょうか？
　外科医の仕事を一つ一つ分解し、分かりやすく解説してみましょう。

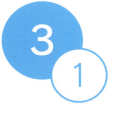

外科ローテートでは何を学ぶべきか？

　第1章でも書いたように、私が研修医の時は外科ローテートの時期が最も辛いと感じました。まず、何を勉強すればいいのかが分かりにくかった記憶があります。外科を志望していた私ですらこうなのですから、外科志望でない人が外科をローテートする時は、なおさら勉強のモチベーションを維持するのが難しいのではないでしょうか。

　ここでは、学ぶべきポイントを、
・座学で学ぶべきこと
・手術中に学ぶべきこと
・病棟で学ぶべきこと
・カンファレンスで学ぶべきこと
の4種類に分けて説明してみます。

座学で学ぶべきこと

　外科技術を磨くためには、まず徹底的な座学が必要です。では、どんな座学が必要になるでしょうか。
　大きくは、
「手術の学習」
「周術期管理の学習」
の二つに分けられます。
　まずは、手術書を読むことが最も大切です。私が医学生時代の外科医の先輩たちの多くは、「ゾリンジャー」のように難しそうな手術書を読ん

第3章 外科研修医の心得

でいたのですが、今ではビギナーでも分かりやすい手術書がたくさん販売されています。先輩から聞いたおすすめの本を選んでもいいでしょうし、実際に書店で手にとって、自分にとって分かりやすく書かれてあるものを選ぶのでもよいでしょう。

　ただ、手術書を見ても、実際の体の中を見たことがないと解剖学的なイメージは把握しづらいものです。手術書には代表的な解剖が書かれてあるだけで、実際の臓器の位置関係や膜の構造などにはかなり個人差があります。「手術書で見たのとは全然違う」と手術中に感じることも多いでしょう。よって、「いくら手術書を読み込んでも手術中に解剖が理解できない」と感じるのは当然のことです。実際外科医になって毎日のように手術にかかわるようになれば、こうした知識は自然に覚えることができるため心配する必要はない、ということは前章でも述べた通りです。ただ、十分に理解できなかったとしても、手術中に感じた疑問点は、術後すぐに手術書を読んで確認するようにした方がよいでしょう。疑問を感じたそのタイミングで答えを得ることが、記憶の定着には最も効果的だからです。

　ただし、「ネッター」や「グレイ」のような解剖書を用いて勉強するのは、あまりおすすめできません。大学の解剖学の講義で用いるこうした系統解剖学の教科書に載っている絵は、手術書の絵とは随分異なります。われわれ外科医が認識している膜の解剖が、系統解剖学の教科書では全く違ったふうに書かれていることもよくあります。手術書は、外科医の目で書かれた局所解剖であり、臓器の位置関係や血管の走行などが、より実際に近い形で正確に書いてあります。もちろん私たちも系統解剖学の教科書を見返すことはあるのですが、研修医には**「手術に特化した解剖学をもう一度学びなおす」**という意識を持ってほしいと思います。

　さて、外科診療は、手術だけで完結するわけではありません。手術成

159

績の向上には、外科医の腕だけでなく、質の高い術前の準備や術後管理が必須です。

　術前の準備としては、禁煙や肥満の改善、節酒といった生活指導、呼吸器、循環器的な手術リスクの把握などが重要です。全身麻酔手術を行う際は、術前に患者に呼吸機能検査を受けてもらうのが一般的ですが、この検査結果が良くない場合、呼吸器内科にコンサルトし、周術期管理に関して助言を求め、場合によっては周術期に併診してもらうこともあります。

　また、重度の心疾患の既往やリスクがある患者は、術前の循環器内科受診と、心エコーなどによる手術リスクの把握が必要です。リスクが高い患者に対しては、術前にその旨をしっかり説明し、十分な理解を得た上で手術を受けてもらわねばなりません。

　糖尿病の既往があれば、創部感染など感染性の合併症防止のために術中術後の血糖管理が重要となりますし、場合によっては糖尿病内科による併診が必要になるケースもあります。

　術前の段階でこうした手術リスクを把握した上で、患者にその旨を十分説明し、必要な場合は専門科へのコンサルトを経た上で入念に術前準備を行う必要があります。

　また、術後管理についても十分な知識を身につけておく必要があります。術後管理に必要な知識としては、大きく分けて以下の4つがあります。

　・輸液
　・栄養
　・感染
　・ドレーン管理
　順に解説していきましょう。

（1）輸液

　一般的な入院患者と異なり、術後は in-out バランスの管理が特に重要になります。術前と同じ輸液メニュー、というわけにはいかず、変動しやすい経口摂取量や尿量に合わせて、細かく輸液量を調整する必要があります。他の科をローテートした後に外科をローテートすると、術直後にあまりに尿量が少なくなることに驚くと思います。術後の体液バランスに合わせた綿密な輸液管理が求められるのです。

（2）栄養

　昔は、消化器の手術をすれば 1 週間以上は絶食が当たり前、という時代があったようで、実は私が臨床研修医の頃（約 10 年前）ですら、私の同級生が勤める病院ではこうした習慣が引き継がれていました。しかし現在は、術後なるべく早期の栄養投与が重要と考えられています。適切な栄養管理によって、術後の回復を早め、術後合併症のリスクを下げることができます。

　現在では、胃や大腸のような消化管の手術であっても、手術翌日、あるいは翌々日には飲水を開始し、その翌日には食事を開始する、というクリニカルパスが導入されている病院は多くあります。術後は食事形態をどのように変更していくのが望ましいのか、十分な学習が必要になります。

　また、術式によっては術後の経口摂取が難しく、経管栄養が必要となるケースもあります。経鼻胃管を挿入し、これを介して経腸栄養剤を投与することもありますし、術後に長期間経口摂取ができないことを見越して、術中に腸ろうを造設し、これを術後の栄養管理に用いることもあります。こうした栄養投与法の種類や使い分けについても十分に学習しておくのが望ましいでしょう。

（3）感染症

　感染症領域は必須の学習項目として挙げられます。私は研修医の頃から感染症の勉強が好きで、感染症関連のセミナーなどにも定期的に出席しています。こうしたセミナーに参加する医師は、私を除きほぼ全員が内科系の医師で、外科医が行くと珍しがられます。しかし、参加する内科医も、大部分は「感染症科医」ではありません。呼吸器内科医や膠原病内科医、糖尿病内科医などさまざまな専門科の医師であり、感染症を専門的に診ている科の医師ではないのです。ではなぜ彼らが感染症のセミナーに来るのでしょうか。

　どの科の患者であっても感染症を起こすことはあり、そこに科や臓器の垣根はないからです。外科系の領域でもそれは同じことです。感染性の術後合併症は不可避な問題で、これに対する適切な対応は常に求められます。いくら手術の腕が良くても、術後の感染管理がきっちりできないと、患者に望ましい治療効果を提供することはできません。

　残念ながら、外科医でこうした発想を持つ人が意外に少ないせいか、いつも講演の中で「外科医は扱いづらい存在」とされています。

　「外科医は感染症に関しては無知である」「感染症科から助言を与えても、『術後に何か起こったら責任をとるのはわれわれだ』などと言われ、まともにとりあってくれない」と揶揄されるのはいつものことです。「そもそも外科医は記憶力が乏しいので、同じ話を何度も伝えないと覚えてくれない」と言いながら外科医のイラスト付きのスライドで面白おかしくプレゼンし、会場が大笑いに包まれる、といった場面を経験したこともあります。この時ほど肩身の狭い、いたたまれない思いをしたことはありません。

　セミナーでは、術後の感染管理が不十分な外科医が紹介され、「膵癌の術後は全例カルバペネムを投与」「術後１週間セフトリアキソン投与」のような独自ルールが存在する施設すらあるようです（術式だけで術後の

第3章　外科研修医の心得

抗菌薬選択が決まるわけではありませんし、術後 SSI 予防のための抗菌薬投与は術後24時間以内に終了する、というのがガイドラインで推奨される理想的な手法です）。

　外科を目指す研修医には、感染管理を苦手とする外科医が多いことや、内科医からこの点を揶揄されていることを知り、研修医のうちから感染症の学習を徹底的にしてほしいと思います。

（4）ドレーン管理

　外科医にとってドレーン管理は必須の技術です。ドレーンは、体腔内の液体のドレナージツールとして機能するだけではありません。ドレーン排液量とそのトレンド、ドレーン排液の色調、生化学データなど、ドレーン一本から得られる情報は非常に多いため、これらの見方を十分に理解しておく必要があります。また、ドレーン抜去のタイミングに関しても、難しい判断を要します。教科書には一般論的な知識が書いてありますが、実際には個々の症例に応じて、術式や術後経過から臨機応変に判断する必要があります。ここは十分な座学に加えて経験も必要な部分ですので、先輩外科医について積極的に学ぶ姿勢が必要でしょう。

手術中に学ぶべきこと

　研修医（あるいは医学生）として実際に手術に入った際、手術中に何を学べばよいのかをまとめておきましょう。第1章で書いたように、手術中は、たとえ外科志望であっても学ぶべきことが見つけにくく、また手術のスピードについていけずに辛い思いをしてしまうことも多いはずです。もはやこういう事態は織り込み済みということで、この状況で何をどういう姿勢で学習することが望ましいか解説します。

　まず、**「今日はここを学ぼう」と、一つだけ自分でテーマを決めて手術**

に挑む、という手法がおすすめです。

例えば、

「どういう順番で血管を処理するか？」

「どんな吻合方法をどんな場面で選び、どんなメリット・デメリットがあるか？」

「どんな場面でどんな鉗子を使うのか？」

一つだけでもいいので、事前に準備して手術に臨むようにします。他は分からないことだらけでも、事前に決めたポイントだけは絶えず注目しておくのです。もちろん「事前にポイントを絞って準備したにもかかわらずやっぱり分からない」という事態も当然あります。重要なのは、こうした準備によって少なくとも**「何が分からないかは分かる」**ということです。分からないポイントが明確になれば、指導医に的を絞った質問ができるようになります。

また、ある部分に絞って観察すれば、後から教科書を使ってフィードバックすることも簡単です。もちろん、全く知識がない頃は、術前にこうしたポイントを自力で想起できないことも多いでしょう。その時は、

「明日の手術で最も重要なポイントは何でしょうか？」

と指導医に直接聞いてみてもよいでしょう。

こうした質問に対して、

「そんなことは自分で考えなさい」

と指示されるケースもあるかもしれませんが、そう予測される場合は自分で手術書などを見てある程度知識をインプットした上で、

「明日の手術では○○が重要だと思っているのですが合っていますか？」

という、Yes、No で答えられる closed question を使うのもおすすめです。

こういう形の質問であれば、何も勉強せずに質問を投げているわけではないことが伝わりますし、質問が具体的であれば「そのポイントにつ

いてはきっちり教えてあげたい」と思うのが先輩外科医として自然だろうと思います。

そしてポイントを絞ることができれば、あとは手術中にその部分に神経を集中させればいいのです。

手術中の心の持ちよう

外科医になって手術に参加すると、突然「ここは君がやってみなさい」と指示されることがあるため、常に緊張の連続です。外科医になったばかりの頃は、このように張り詰めた緊張感の中での手術を強いられることになるため、心理的ストレスは大きいものです。

一方、研修医として外科をローテートしている間は、ある意味「お客様」状態です。こうした緊張感から逃れて手術を落ち着いて見ることができる貴重な期間であり、最後のチャンスです。したがって**手術中は、いずれ自分が執刀することを常にイメージしながら、先輩医師の動きを見るように心がけてください。**

ちなみに、「岡目八目」という私の好きな言葉があります。「第三者は当事者より情勢が客観的によく判断できる」という意味で、「他人の碁を傍から見ていると打っている人より八手も先まで手が読める」ということに由来する成句です。**ビギナーか手練れかにかかわらず、第二助手や第三助手の視点からは違った学びがある**ものなのです。

また、手術に入ると鈎引きばかりさせられたり、同じところを押さえたまま2～3時間静止させられたり、という辛い時間帯が訪れることもあります。これは第1章でも書いた通りです。

そして研修医の間は、手術中に何度も「動くな！」「もっと引け！」と叱られることがあるでしょう。覚えておいてほしいのは、鈎引きや展開といった助手の仕事は、決して簡単ではない、ということです。研修医

の立場からすれば、医者でなくてもできる雑用をやらされている感覚かもしれませんが、実際には、手術の流れや解剖が分かっていなくては、適切な力で正確な方向に鈎引きや展開をすることはできません。手術に慣れた医師とそうでない医師とでは、鈎引きや展開の技術の差は大きく、術者の快適さは全く異なります。熱心に術野を覗き込み、求められている術野をイメージできるようになれば、鈎引きや展開という「技術」は上達するのです。

そもそも人間の手は機械ではないため、一定の力で全く同じ方向に引いた状態で固定することは絶対に不可能です。「動くな」という指示はそもそも無理な注文なのです。ではなぜ「動くな」なのでしょうか？

実は、「動くな」＝「場が変わらないように動け」を意味しているのです。「動くな」が「動け」を意味しているというのも矛盾に満ちているのですが、要するに「術者が求める術野になるよう、引く方向や力をリアルタイムに微調整せよ」という難題を押し付けていると考えればよいでしょう。

したがって、適切な鈎引きには、やはり手術の手順への十分な理解が求められます。先輩外科医が第二助手以下に入った時はチャンスだと思って、どういう動きをしているか観察するのがよいでしょう。これが「単なる雑用ではない」と理解できるだけでも、手術に参加する時の心構えはきっと変わってくるはずです。

ちなみに、ある程度手術に慣れてくると、鈎引きで手術に入っても退屈することはありません。「術者にいかに良い術野を提供するか」を絶えず考えながら手術に参加するため、退屈する暇などないのです。

外科志望でない人が学ぶべき視点

では、外科志望でない人は手術中どういう心構えでいればよいでしょ

うか？　いずれ自分が執刀する立場になる外科志望の人とは違ったモチベーションが必要になりますし、手術中は苦痛で仕方がないと感じる人も多いでしょう。

　こうした方々は、「外科ローテート中は腹腔内（あるいは胸腔内）を直接見ることができる最後のチャンスである」という点を重視してほしいと思います。

　手術に清潔で入ることが決まっている場合は、事前にその患者のCTをじっくり見て、術式にかかわる臓器の位置関係や、血管の走行を確認し、これをイメージしておきましょう。そして手術中には、このイメージ通りかどうか答え合わせをするのがよいでしょう。

　私たち外科医は毎回この作業を繰り返すため、CT画像だけで体腔内の様子を立体的にイメージできるようになっています。どの科に行っても、胸腹部CTを読影する機会はあります。手術に入って実物を見ることにより、具体的なイメージが思い描けるようになっておくと、診断の質はきっと上がるはずです。もちろんMRIなど他のモダリティでも同じです。

　また、外科と他の科とのかかわり合いに注目する、というのも重要なポイントです。

　例えば、

　・術中迅速病理検査がどんなルールで提出され、病理診断科とどうやりとりしているか？

　・術中内視鏡を行う消化器内科医とどんなふうに連携しているか？

　・他科からの手術依頼の際には、依頼した科ごとにどんな対応をしているか？（例えば「悪性リンパ腫の手術では切除検体の扱いを事前に血液内科に聞いておく必要がある」など）

といった点を見ておくと、自分が他科の立場で外科手術にかかわる時の一つの勉強になります。

実際、卒後3年目以降の内科系の医師とかかわると、その人が外科をローテートした経験があるかどうかで仕事のしやすさが随分違います。外科をローテートしたことがある人は、外科と他の科のやりとりをよく理解しているため、外科に仕事を頼む際にも適切な準備ができ、スムーズに事が運びます。外科医が「どんな依頼だと困るか」を研修医の頃に体感しているからです。

　このように内科志望の研修医でも、外科ローテートは、外科医の立場から内科とのかかわり合いを見ることができる貴重な機会です。外科自体に興味がない人でも、こうした目的意識があれば有意義なローテートになるはずです。

病棟で学ぶべきこと

　病棟では、術後管理や細かな手技の習得を目指します。まず術後管理について教科書で一通り勉強し、教科書やガイドライン通りに行われているかどうかを観察してみましょう。すると、施設によって術後管理にローカルルールが存在することに気付くはずです。教科書でしっかり勉強したのに、想定したものと異なる術後管理が行われていて困惑することもあるかもしれません。

　外科では、「先輩からの技術の伝承」というマインドがあるためか、術後管理方針も先輩医師のやり方が脈々と引き継がれていることがあります。もちろん、教科書に従った杓子定規な管理が不適切な場合もあり、百戦錬磨のベテラン外科医の洞察こそが、患者に良い結果をもたらすこともあります。教科書と違うからといって、豊富な経験から得られた知見を軽視すべきではないでしょう。

　そこで、術後管理に疑問を持った時は、自分を指導してくれている若手〜中堅の医師に必ず質問してみましょう。その際は、何も考えずに質

問するのではなく、患者背景や術後の病態を考えた上で、

「教科書やガイドラインにはこう書いてありますが、今回のケースが教科書通りでないのは○○だからでしょうか？」

という形である程度の考察を加えるとよいでしょう。

先輩の立場からしても、「この先生はどのくらい分かっているか？」ということが分かる方が教えやすいものです。どこまで理解しているかが全く分からないと、何から説明していいのか戸惑い、結局あいまいな返事で終わる可能性もあります。全て「丸投げ」の質問ではなく、ある程度準備してから質問を投げかける方が自分の理解も早いはずです。

では、ここからは少し具体的に、研修医が術後に見ておくべき三つのポイントを示します。

まず一つ目はリハビリです。

リハビリは、術後の回復を早める重要な医療行為です。術後にどんなリハビリが必要で、それがどういった効果をもたらすのか、十分に学習しましょう。そして、医師が理学療法士とどんなやりとりをし、どういう指示を出しているかをしっかり見ておきましょう。疑問に思ったら理学療法士に直接聞いてみるのも一つの手です。餅は餅屋です。私もリハビリに関する疑問点は、理学療法士に直接聞くようにしています。

ちなみに早期退院のために術後の早期離床やリハビリが重要であるという知見が得られたのは21世紀に入ってからです。そもそもリハビリの専門家である理学療法士という職業の歴史も実は浅く、医学的には必要でも、現場ではリソースが足りていないケースもあります。そうした知識も含めて、術後のリハビリの理想的なあり方を考察してみてほしいと思います。

二つ目は、術後の病理検査結果の読み方を学ぶことです。手術で切除した検体はすぐに病理診断科に回され、数日後に結果が出るのが一般的

です。病理レポートは、最初は英語混じりの暗号のように見えるかもしれませんが、これを必ず読み、意味を理解できるようになっておきましょう。分からない言葉が出てきたら、その都度調べるか、指導医に質問するとよいでしょう。

病理レポートは、多くの科の医師が定期的に読まねばならないため、十分な理解は必須です。悪性腫瘍手術の場合は、規約に沿った分かりやすい書き方になっているはずですので、各領域の取扱い規約と見比べながら解読する練習をしてみましょう。

三つ目は、簡易的な外科処置をマスターすること。創部の処置、抜糸、ドレーン抜去といった処置は、外科ローテート中に身につけておきましょう。外科にかかわらず、多くの科で必要となる、難度の低い処置です。外科病棟ではこうした簡易的な処置に頻繁に触れることになるため、この機会に学んでおくとよいでしょう。

大学院など、キャリアによってはアルバイトで救急外来勤務が必要となることがあります。その際、軽い創傷のナート（縫合）は、どの科に進んでも必須の処置の一つです。救急外来で、「ナートは苦手なので診療拒否」としてしまった内科系バイト医に、病院上層部から苦情が入った事例を聞いたことがあります。難しい縫合はともかく、簡単なものは外科ローテート中に先輩医師の動きを見て学んでおくとよいでしょう。

カンファレンスで学ぶべきこと

研修医にとってのカンファレンスといえば、とにかく「眠い」の一言に尽きます。部長の目の前で盛大に船をこぐ研修医を見ると、多少は残念な思いになるものの、無理もない、とも思います。外科のカンファレンスは、先輩外科医同士の難しい言葉の応酬ばかりで、研修医はいないかのごとく扱われることもあります。ほとんど流れを理解できないにも

かかわらず、不意に質問が飛んで来ることもあるでしょう。ある意味、国際学会に参加し、ネイティブ同士の質疑応答を客席で聴いていながら半分以上理解できない時以上のストレスがあります。

では、研修医はどういう姿勢でカンファレンスに臨めばよいのでしょうか？

最も大切なポイントは、術前サマリや手術記録の構成と、その読み方を理解することです。一般的には、術前カンファレンスの前に主治医が手術にかかわる情報をまとめたサマリを作成し、これを使ってカンファレンスでプレゼンします。サマリには、既往や手術リスク、各種の検査結果、患者の病態と行うべき術式等が書かれてあります。カンファレンスでは、このサマリをもとにしたプレゼンが理解できる、というレベルを目指しましょう。事前にサマリを確認しておき、分からない部分があれば疑問を解決しておくのが理想的です。

一方、術後カンファレンスは手術記録をもとに行うことが一般的です。こちらも、カンファレンス前に手術記録を読んでおき、内容をある程度理解できるようになっておくことが望ましいでしょう。こちらも分からないことがあれば、事前に質問しておくとよいでしょう。

外科志望の人にとってこのプロセスが重要であることは言うまでもありませんが、実は外科志望でない人にとってもこういう勉強は重要です。なぜでしょうか？

どの科に進んだとしても、「手術既往のある患者」を必ず診ることになるからです。そういう時カルテを見て、どんな病態でどんな手術が行われたかを振り返る必要があります。ここで、当時の術前サマリや手術記録を見て「ちんぷんかんぷん」だと、その時点でいちいち外科医に問い合わせなくてはならないのです。実際私も外科医として、内科系の医師から、

「手術記録に〇〇と書いてあるが、これはどういう意味か？」

という問い合わせを受けることは頻繁にあります。

　具体的な例としては、

- ・この手術を受けた人では虫垂は残っているのか？　胆のうは残っているのか？
- ・この人工肛門は一時的なもので将来的に閉鎖する予定があるタイプなのか？
- ・この患者に内視鏡的に胃ろうを造設したいが、解剖学的にそれは可能か？

など、数えればきりがないほどです（胆のうは残っていても萎縮していると画像では分かりにくいこともあります）。

　もちろんこうした質問に答えることは外科医として何の苦にもならないのですが、内科系の医師にとって、いちいち忙しそうにしている外科医を捕まえて聞かないと分からない、という状況は避けるに越したことはないでしょう。その上、すぐに外科医が捕まらない場合は対応が一歩遅れることにもなります。

　状況によっては他院での手術既往があり、他院からの診療情報提供書に含まれた手術記録や術後サマリを解読しなければならないこともあります。その点でも、研修医のうちに手術にかかわる文章を解読できるようになっておくことは極めて重要なのです。

　ある程度慣れてくれば、研修医のうちに術前サマリや手術記録を自分で書いてみてもよいでしょう。場合によっては上級医から研修医の学習項目として指示されることもあるかもしれません。読むだけで分かった気になっていても、いざ自分で書こうとすると全く書けないことも多いはずです。自分で書きながら足りない知識を学習して補うことで、より効率的な修練が可能になります。

　外科志望でない研修医にとっては、術前サマリや手術記録を書かされるなど一見苦行でしかないと思いますが、前述したように、「ある程度書

けるくらい理解している」という状況に至れば、将来的にかなり有利だと思ってください。そうすればきっと、楽しくないカンファレンスも、少しは前向きに捉えてもらえると思いますが、どうでしょうか。

コラム
「外科病棟でよく出合う、研修医の間違い例」

　研修医なら必ず一度はやってしまうミスについて触れておきましょう。外科ローテート中によく出合う事例ですが、もちろん他の科をローテートする際にも役立つ知識です。研修医からよく聞かれるセリフとともに、その誤りを解説します。

下痢に対して便培養

　「○○さん、下痢が続いていて熱も出ています。便培養とりましょうか？」

　感染症診療において最も重要な検査の一つに「培養検査」があります。疑わしい focus があればその領域の検体をとって培養。研修医にとってはこれがルーチンになっているでしょう。ところが、その例外に「便培養」があります。

　同じような思考回路で、入院患者の「発熱＋下痢」に「血液培養＋便培養」のオーダーを出してしまう人が非常に多いのです。便培養を出す前に「3 days rule（3日ルール）」という有名なルールを思い出しましょう（※）。

　「入院してから3日以上経過した後に発症した下痢に便培養を出してはいけない」というルールです。その理由はもちろん、外来患者の下痢とは違い、*Clostridioides difficile*（旧名：*Clostridium difficile*）以外に感染性下痢の可能性が極めて低いことです（院内で感染性腸炎を発症す

173

るリスクが低い上に、薬剤による副作用や経管栄養などの非感染性の原因がむしろ多いとされています)。

「念のため便培養をとる」は無駄なだけでなく、感染とはかかわりのない細菌が検出され、かえって治療方針を混乱させる原因になります。そもそも便は細菌だらけですので、「念のため便培養」派の人は結果が返ってきても治療方針に反映していないこともよくあります。

一方、入院後3日以内の下痢であれば、入院前に暴露があった可能性があります。もちろん、免疫機能が低下している患者や、病棟内で細菌性腸炎が流行しているといった例外的なケースでは「3日ルール」を適用できない場合もありますので、状況に合わせて判断してください。

（※）JAMA. 2001；285：313-19.

Clin Infect Dis. 1996；236：1292-301.

「発熱なし、白血球上昇なし」で大丈夫

指導医「○○さんの状態は落ち着いてる？」

研修医「ずいぶん落ち着いてきました」

指導医「熱は？」

研修医「出てません」

指導医「白血球は？」

研修医「上がってませんでした」

こういう会話を時々聞くのですが、よくよく見てみると、

「白血球数3000、体温35℃台」

と重症感染を示唆する所見、ということがあります。「感染症といえば熱が出て白血球数とCRPが上がるもの」と思い込んでいる人は基礎に立ち戻りましょう。

例えば、SIRS（全身性炎症反応症候群）の診断は以下のうち2項目を

満たすことでなされます。

体温：38℃以上または36℃以下

脈拍数：90回/分以上

呼吸数：20回/分以上、または $PaCO_2$ 32 Torr以下

白血球数：12,000/μL以上または4,000/μL以下、あるいは未熟顆粒球が10%以上

これらは全て重症感染症を示唆する所見であり、中でも低体温や白血球数低値は注意すべき所見です。報告する時は「上がっているか下がっているか」ではなく、具体的な数字を言う方が安全です。白血球数や発熱だけでなく、呼吸数や脈拍数も非常に重要な指標であるため、この情報もきっちり伝えておくべきでしょう。

発熱があるときだけ血液培養

「身体診察所見や血液検査所見から感染症が疑われますが、熱はありません。熱が出た時に血液培養とりましょうか」

こういうナンセンスなセリフもよく聞かれます。発熱は、感染症を疑う多くの他覚的所見の一つに過ぎません。特に高齢者は、重度の感染症でも発熱しないことはよくあります。血液培養は「菌血症を疑う時」に採取するもの。「血培は熱が出るまで待つ」など、もちろん言語道断です。

カテ刺入部の所見なし？

「○○さん、38℃の発熱があります。でもカテ刺入部には発赤や腫脹はありませんのでカテ感染は否定的です」

発熱時の熱源精査の際は、体内にあるデバイスが見逃されやすい点に注意が必要です。特に外科病棟では経口摂取困難な患者に対してCV（中心静脈カテーテル）が挿入されているケースがありますが、こういう患

者が発熱したら、常にカテーテル関連血流感染症（カテ感染、CRBSI）を鑑別にあげなければなりません。しかし、これを分かっていても、「刺入部には発赤などの炎症所見はないので、カテ感染は否定的です」と言い切ってしまう人がいます。**カテ感染で、刺入部の炎症所見が見られるのはたった3%以下**とされています（特異度は高いが感度は非常に低い）（※）。

　この感度の低さを知っていれば、上述のセリフがあまり意味をなさないことに気づくでしょう。よってカテ感染を疑った場合には、必ず血液培養をオーダーする必要があります。ちなみに個人的には、

「CVが挿入されている患者はいつカテ感染してもおかしくない」

と考えた方がよいと思います。

　そして、その患者を回診するたび「このカテを早く抜きたい」と念仏のように唱えるくらい常に抜去のタイミングを意識しておく方がよいでしょう。CVは、医師にとっても看護師にとっても非常に便利なデバイスであるため、必須でないのに漫然と入れ続けてしまう人が多いものです。しかし、必要なくなったら即座に末梢ルートに変更、あるいはカテ自体を抜去、というのが感染リスクを最小限にするためには必須です。カテ感染は命にかかわるからです。

　（※）Crit Care Med. 2002；30：2632-35.

クラビット®（レボフロキサシン水和物錠）の使い方

　「クラビット®飲んでる○○さん、便秘がひどいようなので、マグミット®（酸化マグネシウム錠）処方してもいいでしょうか？」

　「クラビット®飲んでる○○さん、下痢がひどいようなので、ビオフェルミン®（ビフィズス菌）処方してもいいでしょうか？」

　上記のような会話をした覚えはないでしょうか。

クラビット®については、以下の処方ミスを時々見かけます。

・クラビット® + マグミット®

・クラビット® + ビオフェルミン R®（耐性乳酸菌）

マグミット®などのマグネシウム製剤とレボフロキサシンを同時併用すると、レボフロキサシンの吸収が低下して効果が減弱します。内服の時間を 2 時間以上あければよいとされていますが、どちらかというと、

「レボフロキサシン以外の抗菌薬はダメなのか？」

「マグミット®以外の緩下剤はダメなのか？」

と考えてみる方がよいでしょう。

また、ビオフェルミン®やラックビー®（耐性乳酸菌）、ミヤ BM®（酪酸菌）などの腸内細菌が含まれた整腸剤と抗菌薬の併用は、腸内細菌が抗菌薬によって死滅するため意味がありません。併用したいなら抗菌薬に耐性を持つビオフェルミン R®やラックビー R 散®（耐性乳酸菌製剤散）などが必要ですが、R 製剤でもニューキノロンには耐性がないため、例えばレボフロキサシンと併用する場合、ビオフェルミン R®を選んでも意味はありません。

この場合も、

「そもそもその抗菌薬は必要なのか？」

と、基本に立ち戻って考えた方がよいでしょう。

抗菌薬の代表的な副作用は下痢です。抗菌薬の使用がかえって下痢症状を悪化させるリスクもあることに注意が必要です。

外科は他の科とどうかかわっているか

　外科ローテートは、外科が他の科とどんなふうにかかわっているかを外科側の視点で知ることができる貴重な機会です。どの科の医師も他の科の協力なしには診療が成り立ちません。外科も同じように、他の科に協力したり、他の科からのサポートを受けたりしながら日常診療を行っています。

　外科志望の人は、外科医として将来どんなふうに他科にヘルプを依頼すべきかを学ぶことが大切です。外科志望でない人は、研修医時代に外科の実情を知っておくことで、将来的に外科のヘルプを得たい場合に、適切に依頼できるようになります。研修医のうちからこういう視点を身につけておくことは非常に大切です。

　では、外科は主にどんな科と濃厚にかかわることになるのでしょうか？

　ここでは、消化器外科が最もよくかかわる診療科である、病理診断科、放射線診断科、麻酔科、集中治療科、消化器内科、腫瘍内科とのかかわり方を解説します。

病理診断科

　病理医がいないと消化器外科医の診療は全く成立しません。

　第2章で書いたように、術後には切除した標本の整理を行い、これをホルマリンにつけて病理診断科に提出します。病理医はこれを処理し、

数日後に病理診断を下します。この結果は、術後治療を行うにあたって非常に重要な意味を持ちます。特に悪性腫瘍の場合、病理診断は術後の再発リスクや、術後補助化学療法等の治療の適応を左右します。患者の将来にとっても極めて重要な情報です。

病理レポートに疑問を持ったら、どういう考察によって診断が下されたか、直接病理医に指導を請うとよいでしょう。また、可能であれば、自分で切片の顕微鏡画像を見て、自分なりの考察をし、病理医の所見と見比べておきましょう。施設によっては、術後カンファレンスに病理医が加わることもあり、一緒に標本の画像を見ながらディスカッションしています。

また、術中迅速病理診断を病理医に依頼するケースもありますが、その結果は術式そのものを左右する重要な情報です。

外科志望の人は、こうした依頼をされる側の業務を知っておく意味でも、病理診断科をローテートしておくのがよいでしょうし、逆に病理診断科志望の人は外科ローテート中に外科側の事情を知っておくと、病理医として勤務する際にコミュニケーションエラーを防げるでしょう。

放射線診断科

消化器外科手術の術前には、大半の症例で CT や MRI などの画像検査を行います。病態の把握や、悪性腫瘍の手術であれば臨床的進行度の正確な層別化のためです。

したがって放射線診断科がレポートに記載する画像所見は、治療方針を左右する重要な情報です。所見によっては術前治療が必要となったり、術式を変更したりする必要があります。画像所見に疑問を感じたら、やはり放射線科医に直接教えを請うのが望ましいでしょう。

また、夜間に救急搬送された患者に対して緊急手術の適応を考える

際、放射線科医が院内にいない時間帯であれば、自ら読影し治療方針を考える必要があります。施設によっては、卒後3年目からこうした業務を行うことになるため、研修医の頃から画像診断力をある程度身につけておく必要があります（もちろんビギナーの頃は電話等で上級医に相談することをおすすめします）。

　可能であれば、臨床研修で放射線診断科をローテートして放射線科医に厳しく指導してもらい、画像診断力を磨いておきましょう。

　また、外科医の立場では放射線科医に IVR（Interventional Radiology）を依頼するケースがよくあります。外傷性脾損傷で脾動脈を塞栓してもらって手術を回避する、あるいは術前にある程度出血を軽減させるケースや、膵臓切除術後の膵液漏に伴う仮性動脈瘤に対しコイル塞栓を依頼するケースなど、周術期に放射線科が IVR で外科にかかわる例は多数あります。外科志望であれば、どういうケースで放射線科に介入を依頼する必要があるのかをきっちり見ておく必要がありますし、放射線科志望であれば、手術適応か、IVR 適応か、といった判断を外科医がどのように行っているか、外科医の立場から見ておくことが大切でしょう。

麻酔科

　麻酔科医なしで全身麻酔手術を行うことは原則できず、外科医は麻酔科医に対して全面的に協力を依頼する立場にあります。外科ローテート時は、研修医の立場から客観的に外科医と麻酔科医の関係を見ることができる貴重な機会です。

　麻酔科医は、手術依頼がずさんな外科医や、申し込み時の手術時間をたびたびオーバーする外科医、後輩に手術をさせ、そのバトンタッチのタイミングを見誤る外科医などに、非常に厳しい目を向けます。本人には聞こえないところで、こっそり外科医を非難していることもあるで

しょう。外科志望の研修医は、何科にも属さない中立的な立場であるこの期間を利用し、このような麻酔科医の考え方を聞き出しておき、自分が外科医になった時に生かすとよいでしょう（私も研修医時代はこうした麻酔科医からの厳しい批判に触れ、外科医としてのあり方を学びました）。

逆に、麻酔科志望の人であれば、外科医の立場から麻酔科医を見ておくことも大切です。どういう麻酔科医であれば外科医は仕事がしやすいか、あるいはしにくいか、といった視点で麻酔業務を見ておくと、実際に麻酔科医として勤務する際、外科医と良好な関係を築くことができるはずです。

ちなみに、麻酔科医の中には「手術が速いほど上手い」と思っている医師がいますが、外科医の視点で見ればこれは大きな誤りです。研修医の時に実際に手術に入っていれば、このことは容易に理解できるでしょう。例えば、消化器癌の手術では、リンパ節郭清の精度を下げ、極力「端折った」手術を行えば手術時間は短縮しますが、これが良い手術とは決していえません。

両者の視点からお互いの仕事を見つめることができるのは、研修医時代の特権です。

集中治療科

リスクの高い肝胆膵手術や食道手術などでは、術後必ず ICU で一定期間管理する、という施設は多くあります。施設にもよりますが、ICU にいる間の術後管理を専従の集中治療医が行う closed ICU の場合、外科医は集中治療医と治療に関して密に連携できている必要があります。集中治療医は集中治療のプロフェッショナルではありますが、手術のプロフェッショナルではありません。一見同じように見える術式でも、術後

合併症のリスクは異なりますし、求められる術後管理の方法も違います。外科医がどのように集中治療医と情報交換をしているか、研修医の立場から見ておくとよいでしょう。集中治療科を目指す研修医にとっても、外科医の視点から集中治療管理を見ておくことは非常に大切です。

消化器内科

消化器外科医にとって、消化器内科医とのかかわりは非常に重要です。例えば、

- 重症胆嚢炎に対して経皮経肝胆嚢ドレナージ術（Percutaneous Trans-hepatic Gallbladder Drainage：PTGBD）を依頼し、感染が落ち着いた時点で胆嚢摘出術に持ち込む
- 膵臓術後の膵液漏で、体外からのドレナージルートが確保できない場合に、超音波内視鏡下穿刺吸引法（Endoscopic Ultrasound-Fine Needle Aspiration：EUS-FNA）を依頼したり、胃に内瘻を作成してもらったりする
- 肝細胞癌術後、肝硬変の管理で消化器内科医に併診してもらう
- 切除適応外の肝細胞癌再発病変に対して経カテーテル動脈塞栓術（Transcatheter Arterial Embolization：TAE）を依頼する

など、数え上げればきりがないほど消化器内科医と連携する機会があります。

　外科志望の人は、外科医がどのタイミングで、どんな診療を消化器内科に依頼しているかをきっちり見ておく必要がありますし、消化器内科志望の人は、外科からどんな依頼がされ、周術期にどういう形で内科医がかかわることになるのかを、じっくり観察しておくのがよいでしょう。

　お互いが相手の仕事内容を十分に把握し、スムーズに協力し合える関係を作っておくことが大切です。

第 3 章　外科研修医の心得

腫瘍内科

　施設にもよりますが、化学療法を腫瘍内科が行うところが増えています。かつては、悪性腫瘍の術前、術後の補助化学療法や、切除不能進行再発癌の化学療法は外科医が行うのが一般的でした。

　しかし、近年は化学療法のレジメンが非常に多様化し、その選択や副作用の適切なマネジメントは化学療法のスペシャリストに任せた方がよい、という考えが広まっています。腫瘍内科医からは、「化学療法は外科医が片手間にやるものではない」という声も聞かれます。これは確かにその通りで、外科医の本分は手術と周術期管理であり、1日の大半を手術室で過ごす医師が、大勢の化学療法中の患者のマネジメントを同時に行うことは難しく、予期せぬエラーが起きるリスクも高くなります。

　また、患者によっては臨床試験（治験）に参加して治療を受けることが可能な場合もあり、臨床研究コーディネーター（Clinical Research Coordinator：CRC）と上手く連携を取りながら臨床試験業務をこなす、といったきめ細やかな仕事は、やはり化学療法のプロフェッショナルに任せた方が無難です。

　そこで腫瘍内科がある施設では、外科医と腫瘍内科医がどのように連携しているかを研修医のうちに学んでおきましょう。術後の外来では、化学療法以外のマネジメントを外科で行うため、患者が両者に通院するケースが一般的です。業務をどんなふうに分担しているか、十分に理解しておくとよいでしょう。

外科医へのコンサルトの仕方

　他科とのかかわり方を学ぶために、外科に対して他科からどんなコンサルトが入るかを観察しておくことも、ローテート中の研修医にとって

183

非常に重要な仕事です。

　特に外科志望でない人は、将来どの科に属するとしても、自分の担当患者が外科疾患にかかり手術依頼を外科医にコンサルトする機会が必ずあります。

　「血液内科入院中患者の消化管穿孔」「呼吸器内科入院中患者のヘルニア嵌頓」「循環器内科通院中患者の胆嚢炎」など、さまざまなケースで外科医は他科からコンサルトを受けます。

　外科ローテート中は外科医の立場から、

　・どういうコンサルトをしてほしいか

　・コンサルトまでにどういう準備をしてほしいか

　・どのタイミングで外科医を呼んでほしいか

といったポイントが見えやすいはずです。

　私たち外科医が望むのは、情報量が必要十分で、それが適切な順序で並べられ、目的が明確に伝わるようなコンサルトです。中には、研修医の段階ですでにこうしたコンサルト術を身につけている人もいます。

　一方、コンサルトが苦手な人の場合、何を言いたいのかがよく分からず、何度も聞き直すうちにどちらがコールしたのか分からないような質疑応答になってしまうこともあります。

　コンサルトが上手な人と苦手な人は、一体何が違うのでしょうか？

　ここでは、外科領域だけでなく、広く適用できる理想的なコンサルト法を書いておきます。

理想的なコンサルト

　例えば、虫垂炎疑いの患者について外科医にコンサルトをするとします。

第3章　外科研修医の心得

ここでよくある悪い例は、以下のようなものです。

> 45歳男性の方で、昨日からの腹痛で外来に来られました。
>
> 既往にCOPDがあり、当院かかりつけ、吸入薬を使用されています。
>
> 昨日まで食事は普通にとれていたようですが、今朝からは腹痛が強くなり食事がとれていません。
>
> 来院時のバイタルは血圧が120/70、脈拍100。
>
> 体温は37.6℃と微熱を認めております。
>
> 身体所見としましては、右下腹部に圧痛を認め、腹膜刺激兆候を認めております。
>
> 血液検査では…があります。
>
> 造影CTを撮影しましたところ虫垂の腫大と周囲に径3センチの膿瘍を疑う低吸収域を認めます。
>
> 一度診察をお願いできますでしょうか？

私はこのタイプのプレゼンを「症例報告型コンサルト」と勝手に呼び、好ましくない例と考えています。この長いコンサルトを聞いている間、電話の相手は

「自分は今、一体何を目的にコールを受けているのだろうか？」

という疑問を抱き続けることになります。結論が最後まで現れないため、

・どんな病気を疑っているのか？

・虫垂炎？　イレウス？　穿孔？

・手術適応かどうかを検討してほしい？

・手術適応なので手術を依頼したい？

・軽症なので抗菌薬で帰宅可能かどうかを判断してほしい？

・もう帰宅可能だと判断していてその最終確認？

185

など、あらゆる可能性に考えを巡らせながら聞くことになります。一番欲しかった情報が明らかになるのは最後の最後なので、それまでの間、コンサルトを受けた相手にかなりもどかしい思いをさせることになるのです。

こういうコンサルトになってしまうのは、**一次情報に触れた人にとっては情報を「仕入れた順番」に並べるのが最も伝えやすい**からです。

しかし、聞き手として理想的なのはもちろん**「必要度が高い順番」に並べる**ことです。

では、上の文章を理想的なコンサルトに書き換えてみましょう。

> 45歳男性の方で、造影CTで穿孔性虫垂炎が疑われるので、手術適応についてご相談させていただきたいのですが、よろしいでしょうか？
>
> 昨日18時頃からの右下腹部痛で、腹膜刺激兆候を認めており、血液検査で…を認めています。
>
> 既往としてCOPDがあって当院かかりつけの方ですが、それ以外にはリスクのない方です。
>
> 造影CTでは、虫垂の腫大と周囲に膿瘍を認めており、穿孔が疑われます。
>
> 診察をお願いできますでしょうか？

今回は、確定診断に最も有用な造影CTが既に行われているので、1文目で勝負を決めにいきます。この1文だけで、聞き手はコンサルトの目的を理解するため、せっかちな人であればここで「あ、今から行くわ」で電話が終わるでしょう。まず、コンサルトの目的から話を始めるのがポイントで、その後、自覚症状→他覚所見と進み、最後にもう一度最終目的を登場させる流れが理想的です。

一方、確定診断に必要な検査が行われていない場合でも考え方は同じ

第 3 章　外科研修医の心得

です。
　まず冒頭は、

> 　45 歳男性で、経過と身体所見から虫垂炎を疑う方なのですが、造影 CT の適応についてご相談させていただいてよろしいですか？

となります。
「相手がどの情報から知りたいか」を常に意識することで、スムーズなコンサルトができるようになるでしょう。

　次に重要なのは、コンサルトする前に、相手に「どのくらい詳しく情報を説明すべきか」を考えることです。この時重要なのが、情報整理の仕方です。患者の情報は、全てを同列に考えるのではなく、図 22 のようにピラミッド型の「階層」をイメージするとよいでしょう。
　そしてコンサルト時に「どの階層の情報から伝えるべきか」を考えます。これを決めるのが、
「患者の病態」と「相手がどこまでの情報をすでに持っているか」の 2 点です。
　例えば「肝硬変、食道静脈瘤破裂の既往がある患者の、吐血・ショック」であれば、最上段の情報をいくつかかいつまんで話せば相手の医師は動きます。その下の階層の情報の優先度は低いですし、話している余

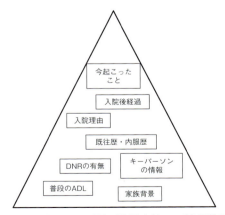

図 22　ピラミッド型の階層を使って情報整理
（図は一例。症例によって伝える事項は変わる）

187

裕もありません。

　一方、術後合併症で長期入院、誤嚥性肺炎を繰り返していて、DNR の同意が得られている、超高齢患者の発熱であれば、かなり下層の情報から説明が必要です。上層の「高齢者＋発熱」だけでは、適切な動きが全くイメージできません。同じ年齢の高齢者の発熱であっても、ADL が自立し、自力で食事・入浴ができるような独居高齢者とは、アプローチの方向性が天と地ほど違います。患者背景や病態に応じて、どのくらい深い階層から情報を提供すべきかが変わってくるということです。

　ただ、上述の複雑な経過の高齢者であっても、聞き手がその患者の主治医なら「患者名＋発熱」で十分な可能性があります。主治医であれば、患者の詳細な背景を肌に触れて知っているからです。では、その日だけ病院に来たアルバイト（非常勤）の当直医だったらどうでしょうか？　ここで重要なのは「相手がどこまでの情報をすでに持っているか」です。相手がどの階層までの情報を知っているかということも、コンサルトする際に考えておくべきポイントです。

　大まかなグループ分けとして、
　主治医（外来担当医）
　同じ科だが担当ではない医師
　他科の医師
　他病院から来ている非常勤医師
などを段階的にイメージします。これは、「伝えるべき情報量が少なく済む人」の順番に並んでいます。その患者を担当している主治医であれば、当然余計な情報は不要です。一方、他科の医師や非常勤医師であれば、病状によっては、その方の ADL や家庭環境、既往・内服、これまでの経過などを詳しく説明しなければなりません。患者のことを全く知らない医師にいきなり上層の情報から入ると、土台がないので患者の状況が上

手くイメージできません。逆にすでに下層の情報を知っている医師に、下層から説明すると冗長になってしまいます。

電話をかけてから考えてはスムーズなコンサルトができないため、上図のように、ピラミッド型の階層をイメージして情報を整理しておくのがおすすめです。

コンサルトが苦手な人は、事前にピラミッド型に従って簡単にメモを作ってもよいかもしれません。

術後合併症に関するコンサルト

外科医にコンサルトするケースの中には、手術を受けて退院後の不調で外来を受診したパターンがあります。このタイプのコンサルトを行う場合は、

・どの病院で、いつ、どんな手術を、誰が行ったか？

・退院後はどの医師が外来フォローしているか

についてもカルテを参照して確認し、コンサルト時に伝えるのがよいでしょう。

自分の病院で手術したケースであれば、病名と術式を聞くだけで外科医は手術の概要を頭に思い浮かべることができます。しかし、他院で手術された患者の場合、術式や術後管理が自院と異なるケースがあり、適切な病態把握を目的に他院から手術記録を取り寄せなければならないこともあります。

また、術後合併症が起きたケースでは、「術後どのくらいの期間が経過しているか」も重要になります。例えば、術後1週間なのか、1カ月なのか、3カ月なのかで、想定される合併症や必要な検査、処置は異なります。また、コンサルトする前に、術式や術者、主治医も手術記録で確認し、コンサルトする相手に伝えておくのがよいでしょう。

外科医は、自院で手術されたケースでは、誰が手術し、誰が外来フォローしているかを知りたいと考えます。人によって微妙に管理の仕方が異なるケースがありますし、こだわりのポイントも違うからです。その日にコンサルトを受ける当番の外科医にとっては、自分で手術してフォローしている患者と、他人がフォローしている患者では動きが異なることもあります。

外科医によっては、自分が手術した患者に対して特段の思い入れがあり、そのかかわり方には強いこだわりを持っている人もいます。例えば、「どんな軽症でも自分が手術した患者が入院するのであれば、たとえ真夜中でも一本電話を入れてほしい」と考える人もいます。術後の不調でコンサルトする場合は、多少面倒ではありますが、この点に留意し、「誰がフォロー中か」を伝えられるようにしておくのが無難でしょう。

手術適応に関するコンサルト

最後に、手術適応についてコンサルトする場面で注意すべきポイントを書いておきます。このケースで必ず外科医に伝えるべきなのは手術リスクです。例えば、虫垂炎のコンサルトの悪い例を考えてみます。

> 45歳男性の方で、造影CTの結果、穿孔性虫垂炎が疑われるので手術適応についてご相談させていただきたいのですが、よろしいでしょうか？
>
> 昨日18時頃からの右下腹部痛で、腹膜刺激兆候を認めており、血液検査で…を認めています。
>
> 既往としてCOPDと胃癌があり、当院かかりつけの方です。
>
> 造影CTでは、虫垂の腫大と周囲に膿瘍を認めており、穿孔が疑われます。
>
> 診察をお願いできますでしょうか？

第3章 外科研修医の心得

　前述の通り、コンサルトの目的を冒頭に持ってきている点は全く問題ありません。内容的にも、手術適応だと考えるのが妥当なようです。そこでこのコンサルトを受けた外科医は手術の同意書を作成し、オペ室看護師と麻酔科医に一報入れて患者のもとに診察に行くことになります。ところが、患者を見て外科医は驚きます。重度の COPD で在宅酸素中、しかも胃癌の術後再発で腹膜播種があり、化学療法中だったのです。

　こうなると、虫垂炎自体は手術適応でも、全身状態を考えると保存的加療が望ましい、ということになります。手術する気でしっかり準備していた外科医は、拍子抜けしてしまいます。

　確かに、COPD、胃癌、という情報から、外科医はこれらが手術適応に与える影響を考慮し、その詳細をコンサルト中に聞き出すべきだったのは間違いありません。しかしコンサルトする側としても、手術適応に影響を与える可能性のある背景因子はきっちり把握し、コンサルト時に強調すべきでした。

　他にも、

- 呼吸器疾患の既往があるなら、直近の呼吸機能検査のデータはあるか？
- 心疾患の既往があれば、直近の心エコーで心機能は精査されているか？
- 手術歴があるなら、どんな手術を受けているか？
- 悪性疾患の既往があれば、現在治療中なのか、ステージはどのくらいか、治療後どのくらいの期間が経過しているか？

といった部分をチェックして、必要な事項はコンサルトの際に早めに伝えなくてはなりません。逆にこうしたリスクがないのなら、

　「○○の既往はありますが、それ以外に目立った手術リスクはありません」

と伝えることで、「手術適応は今の病状のみに焦点を絞って考えてくだ

さい」という方向へ誘導することができます。**「手術適応を大きく左右するような患者背景が患者に直接会って初めて分かる」という事態はなるべく避けるようにするのが、スムーズなコンサルトのコツ**です。

「研修医ノートのすすめ」

　研修医のうちは新しい情報に次々に触れることになりますが、これを全てインプットし、次の日から効率よくアウトプットできる人はいません。そこで、できるだけ早いうちから「研修医ノート」を作ることをおすすめします。このノートは、国家試験の勉強の時に作るノートとは全く別物です。そもそも、試験勉強のために用意するノートは、試験本番に見ることを想定していません（そんなことをすればカンニングになってしまいます）。一方、研修医ノートは逆に、臨床現場で何度も確認し、診療に活用できる具体的な情報集です。

　試験では、丸暗記によって9割の正答率を誇る人は優秀という扱いですが、臨床現場では、全てを丸暗記していなくてもいい代わりに、10割の正答率でないと使い物になりません。つまり、**「答えが何かを暗記している人」より「答えがどこに書いてあるかを知っている人」や「答えを即座に確認できるようきっちり準備している人」を目指す方が望ましい**のです。よって、仕事のできる医師になるためには、

「必要な情報に効率よくアクセスできる方法を確立すること」

が大切です。

　そこで作るべきなのは、現場でアウトプットの頻度が高い情報をまとめたノートです。

　例えば、研修医が優先すべき例として挙げられるのは、

・抗菌薬の種類とスペクトラム、腎障害の程度に応じた容量調節一覧

・経腸栄養剤の種類と水分量・カロリーの一覧

・低 K、低 Na 血症を中心とした電解質異常の補正方法一覧

などです。

これに加えて、自分自身が日常診療で身につけた知識を、

「イベント−治療方針（何をすべきか、検査・治療など）」

を対応させて、オリジナルのノートを作るのがよいでしょう。

これを繰り返すうちに、使う頻度の高い情報は暗記しようと思わなくても自然に暗記できるようになります。私の場合は、腎機能に応じた抗菌薬の容量調節を丸暗記できていないため、ポケットに忍ばせたノートを即座に確認するようにしています。すぐに確認できれば、じっくり考えたり、スマホを取り出して検索したりするよりは圧倒的に早く対応できます。

なお、ノートは白衣のポケットに入るサイズがよいでしょう。B5 サイズのノートでは持ち運ぶのが難しく、臨床現場で容易に参照することができないため、私は B6 サイズを使っています。もちろん、今はタブレットやスマホのアプリがありますので、そうした便利な電子機器を使うのもよいでしょう。

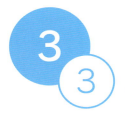

患者に対する接し方

　研修医として外科ローテートする際には、患者の担当医として診療にかかわることになります。患者にとっては、たとえ研修医であっても責任ある担当医の一人です。大事な病名告知や治療経過の説明などは上級医とともに行うのが望ましいとはいえ、担当医である以上、単独で簡単な病状説明をする機会は必ずあります。術前には手術内容に関して質問を受けるでしょうし、術後合併症が起これば、病態について説明を求められるでしょう。終末期の癌患者からは、「私はどれだけ生きられるか？」という予後に関する質問を受けるかもしれません。

　基本的に、自信がなければ「上級医と相談してお答えします」と答えるのが無難ではあるものの、これを繰り返すばかりでは患者からの信頼を失うリスクがある上、自分としても無力感に苛まれ、研修が楽しいものではなくなってしまいます。

　ここでは、患者やその家族に対して説明を行う際に気をつけるべきポイントをまとめておきます。外科志望の人もそうでない人も参考にしてみてください。

タメ口は禁止

　レストランの店員が客に、「お腹減った？　ハンバーグにする？」と話しかけていたら、おそらくその日のうちに首が飛びます。しかし、残念ながら患者にタメ口を使う医師は少なくありません。研修医になったばかりでも、患者やコメディカルなどから「先生、先生」と言われるうち

に、自分が社会人になったばかりの存在であることを忘れてしまう人がいるようです。

　年齢の上下にかかわらず、プライベートで仲の良い友人でもないのに丁寧な言葉で話さない理由はありません。敬語を使うのが当然です。

　看護師や薬剤師などのコメディカル、製薬会社の MR などが相手の時も、仲の良い友人といえる間柄でない限り敬語を使うべきです。あえて言うまでもないことですが、私の研修医時代、赴任したその日から MR を相手にタメ口を使う医師がいたので、くれぐれも注意しましょう。大人になると誰も真剣に戒めてはくれなくなります。患者や他職種のスタッフから「偉そうな奴だ」と思われて困るのは自分なのです。

自科の上司は「呼び捨て」

　これも中学生レベルの知識ではありますが、身内は「敬称なし」「尊敬語なし」が基本です。患者との会話中に自科の上司を登場させる時は、
「部長（教授）の○○先生が△△とおっしゃっています」
ではなく、
「部長（教授）の○○が△△と言って（申して）います」
と話します。「先生」くらいは付けてもよいかと思いますが、「おっしゃっています」のような尊敬語はよくないでしょう。会社員でこのルールを守らない人はあまりいないはずですが、医師はこの辺りがルーズな傾向があります。相手に対して非常に失礼に当たりますので、くれぐれも注意したいところです。

　自科の医師に限らず、他科の医師を会話に登場させる場合も同じルールを適用すべきだと思います。患者から見れば、病院内の医師は一つの組織に属する人たちであり、科の違いは、会社でいうところの部署の違いと同等です。会社員が顧客に話をする際に、他の部署の上司や同僚に

敬語を使わないのと同様、医師も自科・他科を問わず、謙譲語を使う方が望ましいでしょう。

　例えば、術前患者に対して、術前リスクの把握と併診を目的として循環器内科や呼吸器内科などに受診を指示する場面があります。この時は、

「循環器内科の○○（先生）が△△と申していますので」

と言う方が望ましいでしょう。

身だしなみを整える

　医師は見た目が大切です。患者が病院に行って診察室に入った時、茶髪にジーンズの医師が座っていたら相当不安になるに違いありません。その医師の能力がどれほど高く、どれほど適切な治療を行っていたとしても、患者の立場になって考えた時に全幅の信頼を置こうと思えるでしょうか。清潔感のあるきっちりした服装、髪型で患者に接することが望ましいでしょう。

　研修医は当直が多く、一晩中手術に参加しても翌日はいつも通り朝から勤務する、といったことも日常茶飯事で、ひとたび油断すると髪の毛はボサボサ、無精髭、服はヨレヨレ、といっただらしない身だしなみになりがちです。おまけにサンダルには血液や体液が付着していることすらあります。

　この厳しい勤務形態を考えれば、容姿が乱れてしまうのも多少はやむを得ないのですが、患者の立場からすれば、そんなことは「知ったこっちゃないこと」です。患者は困った症状や病気を診療してもらいに病院に来ているわけで、こちらの事情に配慮して「不潔な格好であっても許容しよう」などという心の余裕はありません。

　医師にとって目の前の患者は大勢の患者のうちの一人という感覚かもしれませんが、患者にとって目の前の医師は唯一無二の存在です。常に

信頼に足る容姿を意識した方がよいでしょう。

　また、医師が信頼を勝ち取るためには、「若い」あるいは「若く見える」というだけで不利です。自分の健康を相手に委ねる以上、相手がベテランで経験豊富に見える方が安心感を持てるという人は多くいます。研修医の頃は、一部の再受験組を除いて、基本的に患者から「若い医師」だと見られています。どれだけ背伸びをしても、この事実は変わりません。一般的には、若々しい人は爽やかで好印象なのは間違いありませんが、過度な「若々しさ」は、特に外科患者の大部分を占める高齢者にとって必ずしも好印象とは言えないため、注意が必要です。

　以前私の後輩に、目を引くほどに派手な柄のサンダルで診療する研修医がいて、上級医から苦言を呈されていました。学生時代から非常に優秀でしたが、こうした派手な格好は「チャラチャラしている」と受け取られる可能性もあり、非常にもったいないことです。小うるさいようですが、どちらかといえば院内では落ち着いた容姿の方が望ましいでしょう。

時間は守る

　医師には時間にルーズな人が多くいます。私の後輩に、患者に病状説明をすると言って約束の時間から2時間待たせて叱られていた人がいましたが、いつ説明してもらえるかも分からない状況で待つ身にもなってほしいものです。

　確かに、突然の急患や急変で予定外の仕事が入るのは仕方ありませんし、外科医の場合、手術の終了時刻を正確に予測することができないため、スケジュール通りに事を運べないことは多々あります。しかし、中には「遅れるのが当たり前」という感覚で、約束の時間に間に合わせようと努力しない人もいます。

待たせている方は平気なのかもしれませんが、待っている方は相当苦痛です。まして、患者やその家族は、病気に何らかの不安を感じている方々です。約束の時間を大幅に超えて待たされると、「自分たちが軽視されているのではないか」と不信感を抱くかもしれません。あえて言うまでもないことですが、時間は必ず守るように努めましょう。

　もし、やむを得ず遅刻したなら、「お待たせして申し訳ございませんでした」と最初にきっちり謝罪する必要がありますし、「遅刻しそうだ」とわかった時点で、できる限り関係部署のスタッフに連絡してその旨を患者に伝えてもらうのがよいでしょう。待っている方としても、いつ来るか分からずに待ち続けるより、「30分ほど遅れる」と分かっている方がよほど気持ちが楽です。私は手術で約束の時間に遅れそうだと思ったら、オペ室看護師に病棟に電話するよう依頼し、いつ頃になりそうか目安を伝えてもらうようにしています。「先生はまめですね」と言われて驚くこともありますが、残念ながら、それくらい時間にルーズな医師が多いということでしょう。

　また、手術、処置の予定や、患者との面談予定が複数立て込んで忙しい時は、病棟看護師に、「ご家族が来られたらコールをもらえませんか？」と依頼することもよくあります。看護師側は、予定通りの時間に医師がやって来ないと「忘れているのか、別件でまだ来られないのか」の区別がつかず、コールしづらいケースがあるためです。

　いたずらに看護師の仕事を増やすのはよくありませんが、分刻みのスケジュールの記憶に自信がない時は、病棟看護師と上手く連携して（上手く利用して）仕事を回すのが望ましいでしょう。

チームの総意であることを伝える

　能力が高い（と自認している）研修医に多いのですが、患者からの信

第 3 章　外科研修医の心得

頼を得たいばかりに、自立していることを強調しすぎる人がいます。患者から術式や術後経過について質問を受けた際に、さも自分がチームの中心となって動いているかのように堂々と説明してしまうのです。患者からの質問に対し、自分は適切に答えられるだけの知識があり、経験があり、もう一人前である、ということを表現したい、という意図の表れなのでしょう。もちろん現実にそのくらい高い能力があるなら素晴らしいことで、研修医であっても患者の前では堂々とした態度を見せることも大切です。

　しかし、患者は相手が研修医であることを容易に見抜いています。たとえ実際に能力が高くても、その人から発せられる言葉は、患者にとっては「研修医からの言葉」に過ぎません。むしろ、それを分かった上で研修医の考えを問うています。

　目の前の研修医がそのチームを率いているとは思っていませんし、研修医の考えや治療方針に基づいてチームが動いている、などとも思っていません。逆に「そうかもしれない」と思わせることは、患者を不安に陥れ、チーム自体の信頼を損なうリスクすらあります。その上、研修医が妙に堂々とし過ぎていると、「虚勢を張っている」とマイナスにも取られかねず、研修医自身にとっても不利益になります。

「自分の考えであなたの治療方針が決まっている」

「自分はあなたの病状をこう考察しており、これが治療方針に反映されている」

という素振りを見せては逆効果です。

　もちろん過剰に卑屈になる必要もありませんが、あくまで研修医も上級医もチームの一員であるため、

「チーム全体でディスカッションして治療方針を決めていて、自分はチームの一員として状況をお伝えしている」

という謙虚な姿勢を忘れてはいけないでしょう。

199

むろん、本当に能力が高いなら、患者は「この先生は信頼できる優秀な人だ」と容易に気付くため、心配はご無用です。

予後を聞かれたら要注意

特に終末期の癌患者からの予後に関する質問に答える時は、注意が必要です。一緒に担当している上級医の名を出して、「○○先生に聞いてください」と答えるのも悪くはないものの、患者側としては「研修医の意見を知りたい」という目的であえて聞いている可能性もあります。**相手に過度に不安を与えないよう、かつ誤解のないよう適切に答える必要がある**でしょう。

まず、個別の症例について予後を言い当てることは、どんな名医でも不可能である、ということをきっちり伝える必要があります。同じ癌で、かつ進行度が全く同じ患者であっても、生きられる期間や経過はあまりに多様です。進行の速度や、治療がどのくらい効果を示すかは人によって異なりますし、既往歴などの患者背景も症例によってさまざまです。したがって、予後を正確に予測することなど到底できないのです。

とはいえ、「分かりません」と一言返すだけでは、患者側としても突き放されたような気持ちになってしまうでしょう。ではどうすればよいでしょうか。

予後を伝える場合は、「生存期間中央値」という言葉を用いて説明するのが一般的です。癌の進行度によって、過去のデータから生存期間中央値を知ることができます。もちろんあくまで「中央値」であるため、「目の前の患者が生きられる期間がその数字である可能性が高い」という意味ではありません。統計学的に、同じ進行度の人を集め、その生存期間を並べた時に真ん中に来る数字であり、あくまでも目安に過ぎない、という点を強調しておいた方がよいでしょう。その上で、詳しいことは上

第 3 章　外科研修医の心得

級医と一緒に改めて説明したい、という旨を付け加えておくと相手も安心です。

分からないことは分からないと言う

　医学的な質問を受け、知識が不足しているためにそれに答えられない、ということはよくあります。これは、研修医に限らず、医師であればどれだけベテランになろうと逃れられないことです。医療は日進月歩であり、常に最新の知識が頭の中に入っていて絶えずアップデートできている、という医師はほとんどいません。よって、患者からの質問内容に正確に答えられない時があるのは当たり前です。背伸びをしていい加減な答え方をするより、

「空では覚えていないので、少し調べてみますね」

と言って目の前で調べる方がよほど誠実です。

　私は外来でも、書籍やガイドラインなどを開いて患者に見せ、「これが全国的な標準なので、われわれもこれに従って診療しています」とお答えすることがあります。薬に関する質問で、用法用量を調べないと分からない時にスマホの画面を見せ、「私は全て暗記しているわけではないんですが、こういう便利なものがありまして」というように見せることもあります。こっそり調べるより、目の前で正確な答えが書いてあるところを見せる方が、患者側としても安心でしょう。

　患者も、全ての知識をそらんじることができる医師を求めているわけではありません。むしろ、その場で調べてでも正しい情報を提供してくれる人を求めているのです。そもそも**「正しい知識がどの引き出しにしまってあるかを知っていて、かつ容易にその引き出しからアウトプットできること」こそが、その道の専門家に求められる**ことです。すぐに正しい情報にアプローチできるのであれば、それで十分。全く恥じること

はないでしょう。

　研修医の時は、どうしても相手を不安にさせたくない一心で、**暗記した知識を駆使して無理にでも即答したいと思うかもしれませんが、それにこだわる必要はない**ということです。むろん、きっちり学習し、頭の中に入った知識から即座に正確な答えを導き出せるのであれば、それが最も望ましいことは言うまでもないのですが。

説明は上級医に倣って

　外科ローテート時には、上級医が行う術前の説明や術後経過に関する病状説明に同席する機会に恵まれます。この時は貴重なチャンスだと思って、どんなふうに説明しているかをしっかり聞いておくとよいでしょう。複数の外科医の説明に同席すると、同じ術式や同じ術後経過であっても、説明の方法がさまざまであることが分かります。医師によっては、「おっ」と思わせるような上手なたとえを使って説明する人もいますし、分かりやすい絵を書いて説明する人もいます。同じ医師の説明に何度か同席すると、そういうテクニックが毎回同じで、ほぼ毎回患者側の反応もよく、いわゆる「十八番」になっているのが分かります。研修医の間はそれぞれの先輩医師の「十八番」をつまみ食いして、自分のスタイルを築き上げる期間にするのがよいでしょう。

　もちろんこれは、手術説明のように決まり切った内容を何度も患者に説明するケースでいえることです。患者への説明には、その相手にしか行わない唯一無二のものもあります。例えば、術後再発が見つかった人への告知や、予後に関する説明を行うケースです。こうしたケースでの説明のノウハウを教育される機会は、残念ながら学生時代にはなく、実地で覚えるしかありません。ある意味、**人生を左右するような問題に関する説明が、「見よう見まね」で行われているのが現状**です。

第3章　外科研修医の心得

　よって研修医時代は、こうしたバッドニュースの伝え方をしっかり学ぶ最後のチャンスだと思った方がよいでしょう。ベテランの指導医は、これまで数々の反省を重ね、その経験から自分の手法を磨き上げてきたはずです。卒後3年目以降は、患者を主治医として担当し、独力でこういう説明をしなければならない機会が増えます。その時に備えて、上級医の説明をそばでじっくり聞き、そのノウハウを学び取ることをおすすめしたいと思います。

必要な場合は看護師に同席を頼む

　重大な説明を行う場合は、研修医の間は原則上級医を呼んで一緒に行った方がよいでしょう。しかし、状況によっては、研修医が単独での説明を求められる場面も当然あります。例えば、術後患者が急変したケースで、上級医がその場におらず、心配そうにする家族から病状に関する質問をされた時などは、「分かりません」とだけ伝えるわけにもいきません。きっちり学習している研修医なら病態の把握はできているでしょうし、それをある程度は伝えてその場で信頼を獲得したい、と思うのも当然です。

　この時はたった一人で説明せず、看護師に同席を依頼するのが望ましいでしょう。看護師が忙しくしていてそれどころではない、というケースもあるかもしれませんが、状況の分かった看護師がそばにいれば、聞き手の表情や理解度を把握してフィードバックしてくれます。不足があれば、後でフォローしてくれることもあるでしょう。新人看護師ならともかく、ある程度の臨床経験のある看護師は、研修医よりはるかに多くの患者を見てきていますし、患者との会話術にも長けています。こういう場面こそ、看護師を味方につけることをおすすめします。

　私も、重要なバッドニュースを伝える時や、シビアな手術の術前説明

203

の際には、信頼できる看護師に同席を依頼することはよくあります。

急変時の説明は慌てずに

　急変時の病状説明は、医師側も思わず慌ててしまいがちです。しかし急変時に行う治療ほど、本人や家族からの十分な理解と同意が必要です。全身状態が悪化した患者に対する緊急手術は、通常の手術に比べると合併症リスクが高く、急変前の状態にスムーズに回復できる保証はありません。急変時の手術で、特にシビアなケースでは「手術しなければ命が危ういが、手術をしても命が危うい」ということがしばしばあります。まさに「進むも地獄、退くも地獄」の状態です。このことを心に留めておき、十分な準備をして術前説明に臨む必要があるでしょう。

　慌てるあまり、キーパーソンがまだ到着していないのに説明を始めてしまったり、話すべき内容をまだ十分に整理できていないうちから話し始めてしまったりすることのないよう、注意が必要です。

コラム

「外国人の診療で苦労すること」

　外来では、日本語を全く話せない患者が来てコミュニケーションに難渋することが時々あります。私は港と空港に近い病院で勤務していた時期があり、船旅中の外国人観光客や、飛行機で空港に降り立った外国人旅行客をよく診療しました。

　英語がある程度話せる方なら困らないのですが、中には「英語も日本語も話せない」という人がいます。こうなると会話は大変です。研修医時代は、私の先輩外科医に日本語と中国語と英語が話せるトリリンガルがいて、中国語しか話せない患者が来た時は、彼がよく救急外来に呼ば

れて通訳をしていました。あまりに頻繁に呼ばれるので仕事が増え、「俺は給料を余分にもらわないとあかん！」とぼやいていましたが、早口の中国語でまくし立てる患者に対して流暢な中国語で対応し、納得させてしまう彼は実にかっこよく見えたものです。

長期滞在者でも日本語を話せるとは限らない

近くにチャイナタウンや古くから外国人の住む町もあったため、旅行客ではなく、長い間日本で暮らしている外国人の受診もよくありました。意外だったのは、長期滞在しているはずの彼らの中にも、日本語をほとんど話せず、英語も話せず、共通言語がない、という人が多いことでした。

逆の立場で考えてみてください。私たち日本人が海外に移り住むことになった場合、まず心配になるのは「医療機関をどうやって受診するか」ではないでしょうか。もし体調が悪くなったり怪我をしたりして病院に行くことになったら、経過や症状についてどのように医師に説明すべきかを事前に確認していかねば、と思うのがわれわれの発想ではないでしょうか。「自分の症状を上手く説明できないと何をされるか分からない。適切な治療が受けられないかもしれない」という不安があるからです。それはもう、必死で現地の医学用語を調べていくに違いありません。

ところが、基本的に多くの外国人は、日本に長期滞在している人であってもこういう備えをあまりせず、とりあえず病院に来ます。そしてお互いに共通言語がなくて困る、という状況に陥ってしまうのです。むろん、これは習慣の違いであって、患者を非難する意図は全くありません。しかし、医療スタッフと上手くコミュニケーションが取れないことで本人が損しているのではないか、と思うのです。日本人が日本の病院に行く時ですら、「何を話すべきか」を事前にある程度頭で思い描き、「上手く伝えられるかどうか」と不安を抱きながら受診するものだからで

す。

英語以外の紹介状で苦労

　外国人患者が外国語の紹介状を持ってやってくる、というケースもあります。英語であればもちろん容易に分かるのですが、問題は英語以外だった場合です。これまで経験した中では、ロシア語、アラビア語、ハングルなどは、まずさっぱり分かりません。「これを読めば私のことが分かります」と言わんばかりに、出会い頭に外国語の紹介状を渡されるのですが、残念ながら理解不能である旨をお伝えするしかありません。

　ただし、中国語であれば何となく分かります。そもそも紹介状に書かれるのは医療に関する単語に限られています。小説を読むのとはわけが違って、漢字の雰囲気で病名や検査名などがある程度は理解できるのです。

　私たちは、英語で小説を書いたり、洋画を字幕なしで見たり、といったことは困難ですが、英語でカルテを書いたり論文を書いたりすることはできます。医療現場という極めて限定的なシチュエーションの中で使用される言葉となると、外国語とはいえ一気に難易度が下がるのです。

　私の知人に、ロシアから留学してきている医師がいます。彼はいつもロシア語の新聞を読み、ロシア語のウェブニュースを見ていますが、それなりに日本語は上手に話し、患者との会話に支障はありません。カルテの読み書きもできます。ところが、そんな彼でもカルテ以外の日本語はほとんど読み書きできないと言います。カルテには決まり切った言葉を一定のルールで書くため、ある程度の日本語力で対応可能、というわけです。

プライバシーに配慮を

　研修医の頃、日本語も英語も話せない外国人男性が救急外来に来た時

第 3 章　外科研修医の心得

のことです。通訳の方が一緒に診察室に入り、本人の訴えを通訳者から聞く、という診療スタイルになりました。どうやら風邪をひいたようだというので、いつも通り診察し、必要な薬を処方し、診察を終えようと思ったところ、男性がジェスチャーで「二人だけで話したい」と私に言います。通訳の方にその旨を伝え、診察室の外に出てもらい、彼がおもむろにズボンとパンツを下ろした時、初めて彼が来院した真の目的が分かりました。陰茎の先端から膿が出ていたのです。性感染症でした。

　病気に関する情報は極めてプライベートなものです。たとえ通訳者であっても、全てを筒抜けにされたくないのは至極当然のこと。重大な病気の告知などもそうですが、通訳を伴った外国人が相手の場合、赤の他人に聞かれたくない情報があるかどうかを最初に確認すべきだったと痛感したのでした。

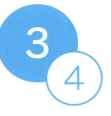

コメディカルとのかかわり方

　研修医として外科をローテートする際に学んでほしいポイントとして最後に、「医師以外の職種とのかかわり方」を挙げます。外科治療において重要な役割を担うのは外科医だけではありません。周術期にさまざまなコメディカルとかかわる必要があり、コメディカルの力なくして周術期の患者に適切な医療を提供することはできません。研修医の立場からも、外科医がどのようにコメディカルとかかわっているのかを、じっくり観察してほしいと思います。外科医を頂点としたヒエラルキーなどなく、あらゆる職種がそれぞれの専門性を生かして患者にかかわっているはずです。

　では、具体的にはどんな職種が周術期にかかわるのでしょうか？　ここでは、理学療法士、言語聴覚士、管理栄養士、薬剤師、医療ソーシャルワーカー、そして最後に皮膚・排泄ケア認定看護師（WOC ナース）を取り上げます。

理学療法士（PT）

　PT は、周術期のリハビリテーション（以下、リハビリ）において極めて重要な存在です。手術の最終的な目標は術後に社会復帰してもらうことですが、手術自体が上手くいっても、それだけで社会復帰が保証されるわけではありません。特に高齢患者の場合は、手術を受けたことが契機となって日常生活動作（activities of daily living：ADL）が落ちるリスクもありますし、認知症が進むリスクもあります。場合によっては、手

第 3 章　外科研修医の心得

術をきっかけに寝たきりになってしまうケースもあります。こうした事態を防止するため、術後の早期離床は非常に大切です。

　歩行訓練は看護師が部分的に行うこともありますが、看護師はリハビリの専門家ではない上、多数の受け持ち患者のケアを同時にこなす必要があるため、リハビリに注力することはできません。リスクに応じて、PT にリハビリを依頼することが大切です。

　また、外科医は PT と密に連絡を取り、ADL が順調に改善しているか、本人のリハビリに対する意欲はどうか、などについて積極的にディスカッションすることが求められます。患者にとっては、医師からの具体的な指示や励ましが大きな力になります。PT からの情報をフィードバックし、患者への診療に生かすのが望ましいでしょう。

　また、食道、呼吸器、心臓・大血管などの胸部外科手術においては、術後の呼吸器合併症のリスクを低減するため、術前の呼吸リハビリが必要になるのが一般的です。研修医の立場でも、周術期の外科医と PT とのかかわりや、リハビリが患者に及ぼす影響についてもしっかり学習するとよいでしょう。

管理栄養士

　手術がどれだけ上手くいっても、術後の栄養管理が不適切であれば、順調な術後経過は期待できません。外科医にとって栄養の知識が必須であることは先に述べた通りですが、その上で栄養の専門家である管理栄養士に助言を求め、適切に治療介入を依頼することも大切です。管理栄養士は、病態に合わせて細やかに食事形態を変更したり、患者の好みに合わせて味付けなどを考慮したりしながら、栄養療法に介入してくれます。合併症リスクの高い患者や、糖尿病や心疾患、肝疾患、腎疾患など重度の併存症があってシビアな栄養管理が必要な患者、術後に絶食期間

209

が長くなる恐れがある患者に手術を行う場合は、早い段階から管理栄養士に相談することもよくあります。

　私がこれまで勤務した施設では、管理栄養士が非常に熱心で、医師に対しても厳しく接してくれました。栄養管理に対して意識の低い医師が叱られていたほどです。こうした意欲的な管理栄養士だと、周術期管理も安心です。

　研修医が外科ローテートする際には、自分で栄養療法について学んだ上で、分からない部分は管理栄養士にも積極的に質問し、具体的な栄養療法に関して知識を整理するとよいでしょう。やはり「餅は餅屋」です。

薬剤師

　病院によって薬剤師の位置付けはさまざまだと思いますが、比較的大きな病院では病棟薬剤師が各病棟に常駐しています。患者の投薬管理に直接かかわり、医師に助言したり、患者に服薬指導をしたりします。薬を処方する権限は医師にありますが、医師は薬がどのように患者に使用されているか、その実態を知らないことは意外によくあります。

　例えば、レボフロキサシンの錠剤はサイズがかなり大きく、特に高齢者など、患者によっては内服に苦労することがあります。実物を見たことのない医師は、この点で患者に配慮することは難しいものです。自分が処方する可能性のある全ての薬剤を自分の目で一度見ておく、というのが理想かもしれませんが、現実的にこれは不可能です。薬剤師は、こういうケースで細粒を提案できるなど、薬の専門家なりのソリューションを持ち合わせています。内服薬によっては、患者の服用しやすさを考慮し、OD錠やゼリー製剤への切り替えを提案してくれることもあります。

　また、鎮痛目的で医療用麻薬を外科医が処方することも多いのです

第 3 章　外科研修医の心得

が、この管理も専門性の高い知識を要します。患者に密に話を聞き、適切な疼痛コントロールができるよう麻薬の量を調節する必要がありますが、日々手術が忙しい外科医だけでこの業務をこなすには限界があります。こうした場面で、薬剤師から麻薬の管理についても専門的な助言を得ることができます。

　病棟薬剤師がいないケースもありますが、いる場合は積極的にかかわって助言を求めた方がよいでしょう。外科志望でなかったとしても、医療用麻薬を使用する科は非常に多いため、薬剤師に積極的に質問し、疑問点を解決しておくとよいでしょう。

言語聴覚士（ST）

　周術期は、ST に濃厚にかかわってもらうことがよくあります。食道手術では、術後に嚥下機能が一時的に障害されることが多く、リスクの高い患者は嚥下機能を ST に評価してもらってから経口摂取を開始することもあります。食道手術後の合併症として反回神経麻痺を起こした患者であれば、特に誤嚥のリスクは高く、ST の専門的な介入が必要となります。

　また、高齢者であれば、術式を問わず全身麻酔術後に誤嚥のリスクがあります。手術がどれだけ上手くいっても、術後に誤嚥性肺炎を起こして致命的になる可能性は常にあります。私自身も、自分の担当患者に対して予定通りの手術が行われたにもかかわらず、術後に誤嚥性肺炎を繰り返し、そのうち認知症が進み、寝たきりとなって療養型病院へ転院、というケースを経験したことが何度かあります。こうした誤嚥リスクの高い患者に対しては、経口摂取の再開には慎重さが求められるため、ST の介入を検討した方がよいでしょう。ST が介入している患者に関しては、外科医は ST と定期的に治療方針についてディスカッションするの

が望ましいでしょう。

　嚥下機能評価に関しては、ST は医師の知識が及ばないようなさまざまな知識と技術を持ち合わせています。担当患者が ST に嚥下機能評価を行ってもらう機会があれば、一度は見学することをおすすめします。

● 医療ソーシャルワーカー（ケースワーカー） ●

　先に述べたように、特に高齢者の場合、手術が上手くいっても術後に ADL が落ち、自宅退院が難しくなるケースはよくあります。また若い方でも、術後の重篤な合併症によって社会復帰が困難となり、転院して長期入院が必要となることもあります。こうしたケースでは、医療ソーシャルワーカー（ケースワーカーと呼ぶこともある）が介入するのが一般的です。転院先を探すために、ソーシャルワーカーが、家族関係や社会的背景を考慮し、家族と密にやり取りをして動いてくれます（場合によっては専門部署の看護師が担当することもあります）。

　この際の外科医の仕事は、患者の背景疾患、患者に対して行った治療、術後経過、転院の目的などを診療情報提供書にまとめることです。また、転院調整中は定期的にソーシャルワーカーと直接やり取りし、進捗状況や患者家族の訴えなどについて確認しておくことが求められます。これも外科医にとって非常に重要な業務であるため、研修医の立場からしっかり観察しておくとよいでしょう。

　なお、診療情報提供書の作成依頼が、時に研修医に来ることもあります。診療情報提供書の作成は、どの科の医師にとっても必須の仕事であるため、研修医のうちに練習しておくことが大切です。

第 3 章　外科研修医の心得

皮膚・排泄ケア認定看護師（WOC ナース）

　最後に、看護師の中でも特に外科医がお世話になることが多い、皮膚・排泄ケア認定看護師（WOC ナース）について書いておきます。消化器外科医は、人工肛門を造設する機会が多くあります。日当直で手術が立て込んだ時は、1日のうちに何人もの人に人工肛門を作る、ということも決して珍しくはありません。

　人工肛門造設術は技術的には難しいものではなく、ビギナーのうちからかかわることが多い手術手技です。

　しかし、患者にとってはもちろん「一大事」です。排泄の方法が変わり、日常生活のスタイルは大きく変化するのです。慣れない人工肛門を使って排泄物の管理をする必要があり、この手順を入院中に覚えなくてはなりません。高齢者の場合であれば、目が見えにくかったり、細かな手先の動作が苦手だったりすることも多いため、家族からのサポートが欠かせません。家族も一緒に練習に参加してもらう必要があり、入院期間はその分長引きます。

　こうした術後ケアの全てを、医師や病棟看護師が十分に行うのはかなり難しいものです。そこで、排泄ケアの専門家である WOC ナースに介入を依頼することになります。

　また、排泄ケアには人工肛門管理だけでなく、便失禁や尿失禁への対応も含まれます。失禁のある患者に対して失禁装具を選択し、日常生活をサポートするのも仕事の一つです。直腸の術後には便失禁が問題となることも多く、その際にも WOC ナースは心強い味方です。

　WOC ナースが常駐していない病院も少なくないのですが、もし常駐している病院であれば、研修医の頃に WOC ナースとも積極的にかかわり、排泄の管理についてしっかり勉強してほしいと思います。

　なお、WOC ナースの仕事は排泄ケアだけではありません。創部感染で

治療に難渋したり、褥瘡ができたり、といった皮膚のトラブルにも専門的に介入してくれます。創傷や皮膚の管理もまた、外科医にとっては避けて通れない領域です。外科ローテート中に学習しておくのが望ましいでしょう。

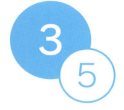

看護師とのかかわり方

　周術期における、外科医と他の多くの職種とのかかわりについて書いてきましたが、やはり研修医が最も濃厚にかかわるコメディカルといえば、当然「病棟看護師」です。研修医として外科をローテートする際に、看護師とのかかわり方で注意すべき点をここで書いておきます。

看護師から経過について質問を受けたら？

　外科をローテートしている間は、たとえ研修医であっても一人の担当医です。看護師から、
　「ドレーン排液量が減っていますが、どうしますか？」
　「発熱していますが、何か検査を追加しますか？」
　「患者さんが痛みを訴えていますが、鎮痛薬の種類を変えますか？」
など、さまざまな質問が降りかかってくるでしょう。こうした質問に対して、適切に対応できなければなりません。
　ここで重要なことは、相手が患者である場合と同様、看護師は「相手が研修医だと分かっていて聞いている」ということです。そのことを十分理解した上で対応を考えたいところです。
　「能力の低い医師だと思われたら嫌だ」
　「所詮研修医だなどと甘く見られては心外だ」
といった発想で、あまりよく分かっていないのに背伸びをして独力で決断し、間違った対応をしてしまうことは避けねばなりません。
　誤解を恐れずに言えば、看護師は、相手が臨床現場においてまだビギ

ナーであると理解した上で、「研修医でも対応可能な状況であるかどうか」を知りたいと思っています。対応可能なのであればその場で対応してもらいたいし、そうでないなら「すぐにでも上級医に相談してほしい」と考えているはずです。

上級医に相談することが望ましい場面で、独力で対応することにこだわると、かえって患者や病棟に迷惑がかかり、結局患者や看護師から信頼を失うことになります。もちろん、自分がきっちり勉強し、同じ状況を何度か経験し、適切な対応が可能だ、という自信があるなら迷わず対応すればよいでしょう。しかし、少しでも判断に迷うようなら、

「○○先生に相談して決めます。少しお待ちください」

と返答しましょう。その方がよほど誠実で、看護師からの評価を下げずに済みます。

よほどの緊急事態でない限り、いい加減な回答を返すよりは、少し時間をおいてでも正確な回答を返す方が望ましいでしょう。

看護師に治療や検査の提案をされたら？

看護師の中には、研修医に対して「自分の方が臨床的知識の量は上回っている」と思っている人もいます。長年同じ手術の術後管理を見てきた経験から、「自分の方が正しい判断ができるに違いない」という発想を持っていて、

「抗菌薬を開始した方がいいんじゃないでしょうか？」

「CT 撮った方がいいんじゃないでしょうか？」

といった強めの進言を受けることがあるかもしれません。

確かに、臨床現場の経験が少ない研修医より、長年現場で働いている看護師の方が適切な判断ができる場面が多いのは事実です。しかし、治療や検査を決定する権限は医師にあり、また、その治療や検査に起因し

第 3 章　外科研修医の心得

て何らかの問題が起きた時、責任をとるのもまた医師です。研修医であってもこうした責任は生じますし、指導医にも責任が生じます。よって、こうした提案に対しては慎重な対応を心がけたいところです。

　むろん、経験豊富な看護師の提案が的を射たものであることが多いのもまた事実。これは医師10年目の私でもそうであるため、こうした提案を尊重することは大切です。看護師からの助言によって、より良い方向転換ができることも多々あります。ここでぞんざいな対応をしてしまうと、「看護師の意見を受け入れてくれない人」として、今後こうした貴重な提案を得ることが難しくなってしまうでしょう。提案を受け入れる場合でも、結果的に拒否する場合でも、相手の意見を尊重する、という態度を見せ、丁寧に対応することが大切です。

● 大事な説明を看護師に丸投げしてはいけない ●

　研修医であっても、患者を担当している以上、患者や家族への電話連絡を看護師から頼まれることはあります。この際、自分で電話をせずに看護師に依頼するケースを時々見ます。

　例えば、術後に病状説明を行うために家族に来院を依頼したり、電話で簡単な病状説明をしたりする時は、看護師に依頼せず、医師自ら電話をした方がよいでしょう。患者や家族にとっては、担当医から直接丁寧な連絡がある方が信頼できると感じやすいものです。また、電話で面談の日程調整をする際には、看護師を間に挟むと何度か電話を繰り返さなければならなくなり、家族にも看護師にも不便な思いをさせることになります。医師は毎日忙しいのですが、一本電話するくらい大した手間ではありません。必ず医師自ら電話するようにしてほしいと思います。

　また、電話に限らず、大事な連絡は自分で直接する、ということを心がけた方がよいでしょう。中には、大事な連絡をメールで済ませたり、

217

他人に連絡を依頼したりする人もいますが、大事なことや言いにくいことほど、直接自分の口で伝えるべきです。最低でも電話、理想的には直接面と向かって言うことをおすすめします。相手と顔を合わせ、会話のキャッチボールをする方が意図は正確に伝わりますし、相手方の要望をリアルタイムで聞くこともできます。会話中の相手の表情の変化で、こちらの言葉の使い方や情報の伝え方をリアルタイムに調節することもできます。私自身は、よほど些細な連絡を除き、基本的に他人に連絡を任せることなどむしろ怖くてできません。連絡の仕方は、研修医のうちから注意しておいてほしいポイントです。

話しかけやすい存在であることを心がける

　看護師からの依頼に対し、常に不機嫌そうに対応する医師を見かけますが、絶対にやめましょう。

　周術期は患者の全身状態が変化しやすいのですが、多くの患者を同時に担当する外科医が、一人一人の変化を逐一観察することは不可能です。よって、いつも近くで観察している看護師からの情報は極めて貴重です。

　しかし、病棟看護師が患者を観察していて何らかの異常を嗅ぎ取っても、話しかけにくい医師であれば、そこに一つのハードルができてしまいます。

　「こんな些細なことを伝えるためだけに連絡したら不機嫌な対応をされるのではないか」

　「もしかすると自分が勘違いしているだけで、『異常』だとして医師に伝えると叱られるのではないか」

と思ってしまいます。こうして貴重な情報が医師の耳に入らず、患者への対応が遅れた時、結局あとで苦労するのはその医師です。どれだけ忙

しくとも、看護師からの意見や依頼に対しては丁寧に、誠意をもって対応し、些細な情報でも自分の耳に入りやすくしておくことが大切でしょう。

実は、研修医の頃は丁寧で誠実な態度がとれるにもかかわらず、年齢を経るにつれてこれができなくなっていく人は多くいます。研修医は、今の気持ちを大切にして、自分のために、ひいては患者のために、常に丁寧な対応を心がけてほしいものです。

ちなみに私の後輩で、常に素晴らしく感じの良い対応ができる、尊敬すべき医師がいます。朝から晩まで長時間手術に入っていて、夜9時頃にようやくコンビニで弁当を買ってレンジで温め、椅子に座っていざ食べよう、と思った瞬間にPHSに病棟からコール、といった悲惨な状況が私たちにはよくあるのですが、彼はこんな時でも、

「はい！　わかりました！　すぐに行きます！」

と、今にも箸をかけようとした弁当をそのままに、病棟に出かけていきます。そして病棟で業務を済ませ、数十分経って帰って来て冷えた弁当を美味しそうに食べるのです。

さすがに彼ほど懐の広い人はなかなかいないとは思いますが、私もそばで見ていて、看護師に対する感じの良い対応を見習いたい、と思ったものです。

コラム

「研修医が情報収集するには？」

研修医の頃は、さまざまな方面にアンテナを張って、多くの先輩から話を聞くのが大切です。自分より数年上の先輩が経験したことは、自分にとって大きな糧になります。先輩の失敗から学ぶことも多く、知識があれば失敗を未然に防ぐために対策することも可能になります。

しかし、病院によっては医師数が少なく、気軽に先輩に話を聞くことが難しいケースもあるでしょう。そこで私が強くおすすめしたいのがTwitter です。

　Twitter では多くの医師たちがアカウントを持っており、それぞれが有益な情報を発信しています。外科医も多くいますし、内科系の医師もいれば、産婦人科、小児科などの医師も多数いて、毎日のように有益な情報を発信しています。一般向け、患者向けに医療に関する知識を啓発する人もいれば、研修医や医学生向けに役立つ情報を発信する人もいます。多い人であれば数万のフォロワーを抱えていますから、この界隈では「インフルエンサー」と言って差し支えないでしょう。ちなみに私も3万人を超える方にフォローしてもらっています。

　また、Twitter には海外留学している医師も多くいます。そうした先輩たちからの情報は、将来海外に留学したり、日本以外で医師免許を取得して診療したい人にとっては極めて貴重です。私の後輩に、カナダのトロントで research fellow として活躍している医師がいますが、彼もTwitter 上で有用な情報を日々発信していて、私も興味を持って読んでいます。

　同じ SNS でも、Facebook は原則実名アカウントで、オフラインでも繋がっているような知人とやりとりをすることが多いはずです。一方Twitter は、アカウントをどんな名前に設定してもよく、かつ複数のアカウントが取得でき、匿名性も高いツールです。その分、簡単に始められますし、アカウントを作ればすぐに気になる人をフォローできます。著名な医師をフォローして学習してもよいでしょうし、医師以外でも趣味で楽しめる人をフォローしてもよいでしょう。作家やスポーツ選手、政治家、弁護士など、多くの人たちが Twitter アカウントを持ち、日々情報発信しているので、興味があればフォローしてみてください。

　私自身は、SNS の中では Twitter は情報収集ツールとして最も利便性

第3章　外科研修医の心得

が高いと思っています。今この本を読んでいる医学生や研修医でまだ
Twitter をやっていない人がいたら、今すぐにでも始めるべきだ、と断
言してもよいくらいです。自分のキャリアに関する悩みや、診療上の疑
問の答えは、意外にも Twitter で情報発信している医師から得られるこ
とがよくあります。さまざまな医師の考えを知ることで、自施設内のや
り方に凝り固まることも防げますし、広い視野でバランスの良い診療が
できるようになります。もちろん、単に日常生活で使えるライフハック
が手に入ることもあります。私も Twitter をしていると、毎日のように
貴重な発見があります。

　慣れない方も多いかもしれませんが、まずはアカウントを作成し、私
「外科医けいゆう（@keiyou30）（https://twitter.com/keiyou30）をフォ
ローしてみてください。しばらくすると、感覚がつかめてくるはずです。

第4章 外科医としての キャリア

　私はまだ医師として10年目の若手に過ぎませんが、外科医としてどのように人生を歩んでいくべきか、というキャリアプランには常に思案を巡らせてきました。常に5年先、10年先を見て、その時何をしていたいかを考え、そこから逆算して今やるべきことを選んできたように思います。

　この章では、研修医の参考になるような、キャリアに対する私の考え方を紹介してみたいと思います。

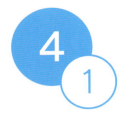

手術以外の強みを

　私が医師になってまだ3年目の頃、ある指導医からこんなことを言われました。

　「手術という技術は結局『ウサギと亀』。器用な人は最初の数年でグッと伸びるように見えるけれど、亀が最後にウサギに追いつくように、多少不器用でもトレーニングを積めば似たようなレベルに到達できる」

　確かに、人によって手先の器用さには差がありますし、ラーニングカーブの最初の角度、上達の初速は人によって違います。器用な人は、新しいことを始めたばかりでもラーニングカーブの角度は急峻なので、不器用な人と序盤に大きな差がつくことはあります。しかし、一部の天才的な能力を持つ人を除けば、最終的には似たようなレベルで手術ができるようになるでしょう。

　同時に、別の指導医からはこんなことも言われました。

　「外科医は手術ができて当たり前。一部の天才を除けば、技術なんていつかは五十歩百歩になる。手術以外の強みを身につけなさい」

　手術の技術を高めるために必死でトレーニングするのは当たり前です。しかし最終的に技術は横並びになる以上、自分の外科医としての存在価値を高めたければ、手術以外に何か強みを身につけ、それを磨く必要があります。

　では、具体的に「手術以外の強み」とは何でしょうか？

第 4 章　外科医としてのキャリア

学術活動に力を入れる

　まずは、これまで書いてきたような学術活動をしっかり行うことが肝要でしょう。つまり、論文や学会発表に熱心に取り組むということです。

　論文を執筆し、出版することができれば、世界中のどこからでも自分が書いた論文にアクセスすることができます。自分が何件診療したか、何件手術したのかを外部の人間は容易に知ることはできませんが、誰が何本論文を書いているかは PubMed を使って世界中の人間がすぐに調べることができます。Researchmap や Google Scholar に業績を登録しておけば、検索してもらうのはもっと簡単です。大袈裟な言い方かもしれませんが、医師として世に貢献したその足跡を永久に残すことができます。

　学会発表を熱心に頑張っていれば、他の大学や施設の医師がそれを見て話しかけてくれることもありますし、アドバイスをくれることもよくあります。名前を覚えてもらい、貴重な人間関係を築くきっかけになることもあります。また、学術活動に力を入れ、さまざまなノウハウを身につけることで、他の医師が持たない強みを持つことができます。これがまた新たなチャンスにつながります。

　私は環境に恵まれたおかげで、卒後 3 年目から毎年多くの学会発表と論文執筆を経験することができました。卒後 6 年目に別の病院に転勤することになり、異動先の部長と一度面談することになった時、その部長とはそれまで一度も話したことがなかったのですが、最初に言われたことは、「君の学会発表、何度か聞いたことあるよ。論文も結構書いているね。うちでも頑張ってくれよ」でした。

　当初私は、卒後 6 年目程度の若手医師など、部長クラスの人間にとってみれば「いてもいなくても同じ」だろうと思っていました。顔と名前が一致しているはずなどないと思っていた私にとっては、非常に意外な出来事だったのです。

225

誰しも、新たな環境で働き始める時の心理的ストレスは大きいものです。しかし、こうして組織のトップに、働き始める前からポジティブなイメージを持ってもらっている、というのは大きな励みになりますし、精神的な負担が間違いなく軽減します。学術活動という強みを身につけておいてよかった、と強く思えた瞬間でした。

外科学以外にも興味を持つ

　これまで何度か書きましたが、私は感染症学に非常に興味があり、研修医になってから今までの間、外科領域と並行して感染症の勉強を続けてきました。そして現在、日本感染症学会の専門医資格を取得しています。感染症専門医は、内科系の科に限らず、多くの科の医師が取得できる仕組みになっています。感染症はあらゆる領域の患者に起こり得るもので、専門科にかかわらず、どの医師も適切に診療できなくてはならないためです。

　しかし、第2章でも書いた通り、外科医は内科系の医師から公衆の面前で嘲笑されるくらい「感染症に弱い」ということになっています。感染症関連のセミナーでは、感染症専門の医師から「感染症科が最も手を焼くのは外科医と血液内科医」と言われたこともあります。いずれも抗菌薬の選択が不適切だったり、投与期間や適応を誤っていることがよくあり、感染症科が忠告すると、外科医からは「手術もしていないのに何が分かる。長年手術してきた自分の方が周術期管理のことは分かっている」と反論され、血液内科医からは、「じゃあ患者が亡くなったら責任とってくれますね？」と言われるのだとか。

　どの医師も、自分の専門領域に関する詳しい知識を持っているのは当たり前です。しかし、それ以外の領域は「十分には分かっていない」ということをきっちり認識しておかなくてはなりません。まさに、「知らざ

るを知らずと為す是知るなり（知らない事は知らないと自覚すること、これが本当に知るということである）」ということです。

　また同時に、自分の専門領域以外のことも「ある程度は」知っておくことが大切です。**どこまでは自力でできて、どこから先は「より詳しい人」に協力を求める必要があるかを適切に認識しておくことは大切ですが、「自力でできる範囲を広げること」も大切**なのです。

　私の場合、自分の最も興味のある感染症に目をつけ、これを学ぶことによって外科領域における感染症診療の適正化に努めたい、と考えました。専門医資格は形式上のものでしかありませんが、「感染症が分かっていない」と揶揄されることなく責任を持って感染症診療を行うのなら、専門医資格という「武装」は有効だと思って取得することにしたのです。

　むろん資格を持っているからといって、感染症の専門家と同等に感染症診療ができるわけではありません。しかし、少なくとも自施設の外科感染症に対しては、責任を持って対応できる自信は持っています。

　このように、手術以外の強みを持つことは、外科医としての自分の存在価値を高める上で重要です。

　他にも、栄養、緩和ケア、化学療法、臨床研究など、サブスペシャリティはいくらでもあります。手術以外にもう一つ、自分の中に強みを持っておくと、自分が外科医として生きていく上での拠り所になりますし、自分を他の外科医と差別化することもできるでしょう。「他の外科医と同じでいいし、あえて自分の存在価値などなくていい」という人もたくさんいるでしょうし、それでも全く問題ないとは思いますが、この本をわざわざ手に取って読んでいる人はきっとそうではないだろうと信じ、この文章を書いています。

基礎医学に触れる

　私は現在大学院医学研究科に所属し、博士課程として週の半分以上は研究室で過ごしています。残りの時間は臨床業務に従事していますが、非常勤医師として、いくつかの市中病院で救急外来業務や手術にかかわっています。

　私は基礎研究を行うまでは、臨床医が基礎研究にかかわることの必要性をあまり理解していませんでした。むしろ、大学院に戻らずにそのまま臨床現場で働き続けた方が医師として成長できるのではないか、と思っていました。しかし、大学院で悪性腫瘍に関する基礎研究を約2年半続けた結果として自分が手にした知識や考え方は、癌診療にかかわるなら間違いなく必要だ、というべきものでした。

　むろん大学院生として4年程度基礎研究にかかわったところで、基礎医学の真髄を知ることはできませんし、その程度で何らかの真理に触れたなどというのはおこがましいことだと理解はしています。しかし、自分が専門としている疾患の背後で、分子生物学的レベルでどういう仕組みが動いているのかを知ることは、視野を広げる上で非常に大切だと感じます。

　臨床の現場では、外観に現れる表現型のみを見てディスカッションをしています。しかし、背景にある仕組みを知っていると、同じ表現型でも見え方が変わってきます。何かのクリニカルクエスチョンを題材に臨床試験を組むにしても、「基礎レベルでの仕組みを考えればこういう項目も加えておいた方がよいのではないか」といった思考が可能になります。同じ論文のDiscussionを読んでも、「分子生物学的に考えれば、この解釈はあり得ないのではないか？　むしろ、こうではないか？」といった批判的な読み方が可能になります。これはきっと日常臨床に生きてきます。

第4章　外科医としてのキャリア

　後輩から、「大学院に帰った方がよいか、臨床を続けた方がよいか」という質問を受けることは多いのですが、私はこうした経験から、前者をおすすめしたいと思っています。こうした**「思考力」が、外科医にとっては手術以外の強みの一つとなると信じている**からです。

結びに代えて

　ここから書くことは、外科医としての「手術以外の強み」として汎用性はないものの、私が感じる自分自身の強みです。

　一般の方が病気や健康のことで疑問や悩みを持った時、まず何をすると思いますか？

　おそらく、多くの人がまずスマホやパソコンを使って病気や症状名を検索します。しかし、医学の専門家でない人が、ネットを使って自分に適用可能な、医学的に信頼に足る情報にたどり着くことは難しいものです。検索エンジンで上位に表示されれば、それだけで信頼できる情報だと考えている人も多いはずです。中には、医学的に誤った情報を信用してしまい、健康被害を受けている人もいるかもしれません。私はいつも、多くの人が私たち医師の知らないところでインターネットを介して間違った情報に騙されているのではないか、という恐怖心を抱いています。

　私は、2017年5月に「外科医の視点」という医療情報ブログを開設しました。医療に関する正しい情報を啓発することが目的でした。自分の書いた文章を検索エンジンで上位表示させるノウハウを必死で研究し、結果的に開設後1年間で400万回を超えるアクセスがありました。徐々に私の存在がネット上で知られ始め、ウェブメディアでの連載や寄稿の依頼、書籍執筆の依頼、ラジオやテレビ番組への出演依頼をいただくようになりました。現在は、四つのウェブメディアで定期的に連載している他、一般向け新書の発売も決まっています。

2018年3月頃から、SNSでも情報発信を始めました。ありがたいことに、Twitterのフォロワーは36000人以上、Facebookのフォロワーが1500人以上、Instagramのフォロワーが3700人以上います（2019年7月現在）。多くの人に、医療に関して正しい情報を発信したい、という思いが叶う環境が整いつつあると感じます。

　そしてこの本もまた、ブログ経由でお話をいただきました。私はブログで、医学生や研修医向けの記事も多数執筆しています。これに興味を持ってくれたシービーアールの横尾直享さんが、私に書籍執筆のオファーをくれたのでした。

　この活動には思わぬ副次的な効果もありました。SNSを通して、同じような志を持って情報発信をしている多くの医療従事者と出会うことができたのです。彼らは施設も職種も何もかもが違う、本来なら出会えなかったはずの人たちです。彼らと一緒に全国各地でボランティア講演をしたり、医療従事者向けの交流イベントを開催したりしています。

　今は、個人が発信した情報が多くの人に直接届く時代です。さまざまなツールを用いて医師が情報を発信し、医療界を盛り上げていくことになるでしょう。

　もしこの本を読む医学生や研修医の中に、この活動に興味を持ってくださる人がいれば、ぜひ声を挙げてください。そして、ぜひ、私たちの活動に参加してほしいと思います。

　より良い医療を一緒に作っていくために─。

著者略歴

山本健人（やまもと たけひと）

　2010 年京都大学医学部医学科卒業。神戸市立医療センター中央市民病院初期研修医、外科専攻医、田附興風会医学研究所北野病院消化器外科を経て、現在京都大学大学院医学研究科博士課程、消化管外科。「医師と患者の垣根をなくしたい」をモットーに、「外科医けいゆう」のペンネームで 2017 年に医療情報サイト「外科医の視点」を開設し、これまで 800 万を超えるページビューを記録。ペンネームの「けいゆう」は著者の二人の子の名前から取ったもの。時事メディカル、看護 roo!、ケアネットなどのウェブメディアで連載。Yahoo! ニュース個人オーサー。Twitter、Facebook、Instagram などの SNS でも情報発信し、その総フォロワー数は約 4 万人。各地で一般向けボランティア講演なども精力的に行っている。外科専門医、消化器病専門医、消化器外科専門医、感染症専門医、がん治療認定医など。

クリニカル・ベース・レジデント シリーズ①
もう迷わない！　外科医けいゆう先生が贈る初期研修の知恵

2019 年 9 月 10 日　第 1 版第 1 刷 ⓒ

著　　　者	山本健人	
発　行　人	小林俊二	
発　行　所	株式会社シービーアール	

　　　　　　　東京都文京区本郷 3-32-6　〒 113-0033
　　　　　　　☎ (03) 5840-7561　(代) Fax (03) 3816-5630
　　　　　　　E-mail／sales-info@cbr-pub.com
　　　　　　　ISBN 978-4-908083-42-6　C3047
　　　　　　　定価は裏表紙に表示

表紙イラスト　せや（✿ˡ‿ˡ）ろか（TwitterID：seya_roka）
印 刷 製 本　三報社印刷株式会社

　　　　　　　ⓒ Takehito Yamamoto 2019

本書の内容の無断複写・複製・転載は, 著作権・出版権の侵害となることがありますのでご注意ください.

JCOPY ＜ (一社) 出版者著作権管理機構　委託出版物＞
本書の無断複製は著作権法上での例外を除き禁じられています. 複製される場合は, そのつど事前に, (一社) 出版者著作権管理機構 (電話 03-5244-5088, FAX 03-5244-5089, e-mail: info@jcopy. or.jp) の許諾を得てください.